基层医生口袋书

图文版

顾　　问◎湛毅青

主　　审◎彭　雯

主　　编◎周国锋

副 主 编◎李晓南　　江洪洋

参　　编（按姓氏笔画排序）

卢　蓉　　叶坤妃　　全　华　　李　盛　　杨　睿

吴　笛　　余　惠　　余　晶　　钟严艳　　晏　琼

黄丽华　　章　红　　詹继东

插画设计（按姓氏笔画排序）

王　韩　　龙　韧　　闫宇璇　　李雨萁　　陈　洁

符洛瑜　　彭喆茜

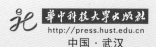

华中科技大学出版社

http://press.hust.edu.cn

中国·武汉

图书在版编目（CIP）数据

基层医生口袋书：图文版 / 周国锋主编 . -- 武汉：华中科技大学出版社，2024.7.
ISBN 978-7-5680-6966-3

Ⅰ . R4

中国国家版本馆 CIP 数据核字第 2024LM8375 号

基层医生口袋书（图文版） 周国锋 主编
Jiceng Yisheng Koudaishu (Tuwenban)

策划编辑：周 琳		封面设计：廖亚萍	
责任编辑：方寒玉		责任校对：朱 霞	
责任监印：周治超			

出版发行：华中科技大学出版社（中国·武汉）　电话：（027）81321913
　　　　　武汉市东湖新技术开发区华工科技园　邮编：430223
录　　排：华中科技大学惠友文印中心
印　　刷：湖北金港彩印有限公司
开　　本：889mm×1194mm　1/32
印　　张：8.875
字　　数：266 千字
版　　次：2024 年 7 月第 1 版第 1 次印刷
定　　价：69.00 元

内容简介

    本书共六章，包括基层社区常见症状诊断、鉴别诊断与处置，基层社区意外损伤与急救常识，基层社区中医康复适宜技术，基层社区儿童预防保健，基层社区常见妇产科疾病和基层社区常用药物手册。

    本书适合乡村医生、社区医生等基层医生阅读。

前言

　　完善基层医疗卫生体系，是全面推进健康中国建设的迫切要求，也是全面推进乡村振兴的应有之义。华中科技大学同济医学院公共卫生学院、华中科技大学同济医学院附属协和医院、华中科技大学医院三家单位联合，对云南省临沧市临翔区开展医疗健康精准帮扶，围绕"疾病预防、医疗救治、健康管理"三个方面，积极构建"区、乡、村"三级联动医疗保障服务体系。

　　临沧市临翔区位于云南省西南边陲，土地面积 2652 平方千米，人口 37.1 万人。至 2020 年底，执业（助理）医师 607 人，每千人口拥有执业（助理）医师 1.64 人；执业护士 1008 人，每千人口拥有执业护士 2.72 人；公共卫生机构卫生技术人员数 400 人，每千人口拥有卫生技术人员 1.08 人。全科医师 57 人，每万人口拥有全科医师 1.54 人。如何打造专业化、规范化基层医疗卫生人才队伍，加强适宜技术的培训与指导，达到筑强基层医疗根基、让群众看病更有"医"靠的目的，实现"基层首诊、双向转诊、急慢分治、上下联动"的分级诊疗模式，是医疗健康精准帮扶的重点。

为了便于基层医生处理各类常见病、多发病，在急诊急救时能够予以提醒，助力公共卫生服务，进一步巩固拓展医疗保障脱贫攻坚成果，华中科技大学医院携手华中科技大学机械科学与工程学院龙韧教授设计团队，在华中科技大学能源与动力工程学院罗小兵院长的支持下，在华中科技大学国内合作办的指导下，以文字结合漫画的形式出版《基层医生口袋书（图文版）》，以便基层医生在工作中可随时翻阅和了解。

本书涵盖基层社区急诊急救、常见病与多发病、妇幼保健、中医康复适宜技术以及用药指导等内容。本书结构完整，层次清晰，图文并茂，力求言简意赅，语言朴实、精练、清晰，医学知识以症状学入手，便于理解、记忆。

由于编者水平有限、编写时间短暂，书中难免有疏漏和错误之处，恳请医界同道和广大读者不吝赐教，以利日后修正。

周国锋

目录

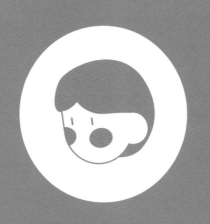

常见症状诊断、鉴别诊断与处置

基层社区

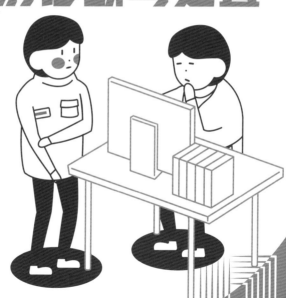

发热

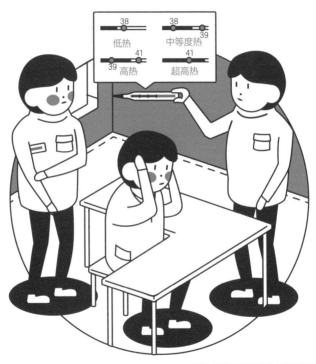

手臂夹紧 十分钟！

成年人腋下体温超过37℃为发热
长期低热：低热持续1个月以上
长期中等度热、高热：发热持续2周

发热病因

感染性发热

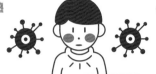

- 各种病原体（病毒、细菌及其他病原微生物、寄生虫）感染

非感染性发热

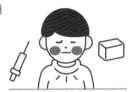

- 血液病：白血病、淋巴瘤等
- 免疫性疾病：系统性红斑狼疮等
- 过敏性疾病：血清病等
- 恶性肿瘤
- 无菌性坏死组织吸收；急性心肌梗死等
- 内分泌及代谢障碍：甲亢等
- 体温调节中枢功能障碍：脑出血等

治疗处理

物理治疗

冷毛巾额部湿敷　　　腋下及大腿根部放置冰袋　　　四肢酒精擦浴

药物治疗

解热镇痛药　　高热惊厥、谵妄者，可采用冬眠疗法　　体温下降大汗时注意补液

重症治疗　病情急、危、重者或病情复杂、一时难以明确诊断者，应及时转诊

发热的鉴别诊断及处置

主要临床特征	可能的诊断	进一步处置
发热伴头痛、咽痛、流涕、咽红、扁桃体肥大	上呼吸道感染、急性扁桃体炎	行血常规检查
发热伴咳嗽、咳黄白痰、胸痛、肺部啰音	急性支气管炎、肺炎	行血常规、胸部X线检查
贫血、出血、发热、骨痛、肝脾淋巴结肿大	血液系统疾病★	行血常规检查，转诊行骨髓检查
发热伴疲乏无力、食欲不振、恶心、厌油腻、黄疸（有或无）、肝区疼痛、肝大	病毒性肝炎	行肝功能、肝炎病毒学检查
儿童发热、皮疹，有流行病学史	发疹性传染性疾病	行麻疹、风疹、水痘、猩红热血清学检查

高热，剧烈头痛、呕吐、皮肤黏膜出血点、脑膜刺激征，有流行病学史	流行性脑脊髓膜炎	立即转诊，行血常规、脑脊液常规生化检查及细菌培养
夏秋季发病，感冒样前驱症状、高热、头痛、呕吐、抽搐、昏迷	流行性乙型脑炎	立即转诊，行血常规、脑脊液常规生化检查及细菌培养
夏秋季发病，发热、腹痛、腹泻、脓血便、里急后重、脱水、电解质紊乱	细菌性痢疾	行粪便常规检查及细菌培养
发热伴尿频、尿急、尿痛、腰痛、肉眼血尿，腰部叩击痛	泌尿系统感染、前列腺炎（男）	行尿常规检查、尿培养，前列腺液检查（男）
急性发热、三痛（头痛、腰痛、眼眶痛），三红（面红、颈红、上胸红），出血表现，肾功能损害	流行性出血热	立即转诊，行血、尿常规，大便隐血，肝、肾功能及特异性血清学检查（IgM、IgG）

胸痛

由严重的内脏疾病引起的胸痛如急性心肌梗死、夹层动脉瘤、肺梗死等，可危及生命

呼吸系统疾病

食管疾病

胸壁疾病

纵隔疾病

心血管疾病

腹腔器官疾病

哪里痛？
左侧还是右侧?

注意！ 胸痛的部位和严重程度，不一定和病变部位、病变轻重程度相一致

询问病史应注意

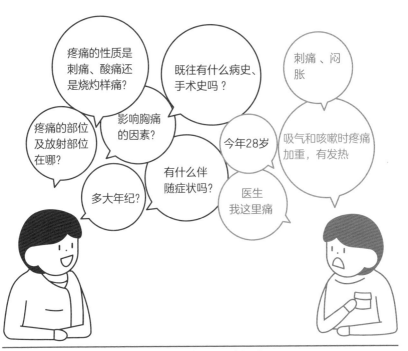

胸壁炎症及外伤，如疖肿、带状疱疹等，局部有红肿压痛及疱疹 ▶ 望诊、触诊即可确诊

胸内脏器病变 ▶ 仔细进行体格检查

胸痛的鉴别诊断及处置

 主要临床特征　　 **可能的诊断**　　 **进一步处置**

 心血管疾病引发的胸痛
多有高血压、心脏病病史；疼痛多位于胸骨后或心前区并可向左肩放射，常因体力活动而诱发或加剧，休息后好转；心脏听诊可有心率、心律、心音异常，部分可闻及杂音；心电图可有异常

主要临床特征	可能的诊断	进一步处置
突发心前区与胸骨后剧烈疼痛，伴濒死感，持续时间长，休息和舌下含服硝酸甘油不缓解，可伴恶心呕吐、呼吸困难、休克、心力衰竭等	急性冠脉综合征★	给予吸氧、镇痛、抗休克、纠正心律失常及心力衰竭等对症治疗；查心电图、心肌酶，立即转院
骤然发生的剧烈胸痛，主要位于胸、背、腹，多为持续性撕裂样痛，可能出现面色苍白、出汗、四肢皮肤湿冷和灌注不良等类似休克的症状，也可能出现昏厥或意识障碍、心脏病并发症	主动脉夹层★	卧床镇痛控制，立即转院，测血压，行心脏影像学、超声心动图以及血液检查
突发性胸痛，可为刺痛、绞痛，呼吸困难、发绀，烦躁不安、大汗，伴咳嗽、咯血、发热、肺动脉瓣区第二心音亢进	急性肺栓塞★	行血常规、心电图、胸部X线检查，吸氧、立即转院

阵发性胸骨后或心前区压榨性疼痛，可向左肩、左上肢、颈部、下颌等部位放射，持续数分钟，休息或舌下含服硝酸甘油后可缓解，疼痛常因劳累、用力、兴奋或饱食诱发	心绞痛 ★	休息、应用硝酸酯类药物；行心电图、动态心电图检查，必要时转院行超声心动图、冠状动脉造影检查
胸部锐痛、闷痛或压迫痛，呈持续性或间歇性，先有呼吸道感染症状，吸气和咳嗽使疼痛加重，伴发热，可出现心包摩擦音	急性心包炎 ★	行血常规、心电图、胸部 X 线检查；转院行超声心动图、穿刺抽液检查等，明确病因后治疗
心绞痛，晕厥，主动脉瓣区收缩期喷射性杂音，粗糙响亮，向颈部传导伴收缩期震颤，严重时可表现为呼吸困难	主动脉瓣狭窄	行心电图、超声心动图、胸部 X 线检查；限制体力活动，对症治疗或转院治疗
可有心悸、头晕、心绞痛，主动脉瓣第二听诊区舒张期叹息样杂音，周围血管征	主动脉瓣关闭不全	行心电图、超声心动图、胸部 X 线检查；限制体力活动，对症治疗或转院治疗

呼吸系统疾病引发的胸痛
胸痛常因咳嗽或深呼吸而加剧，多伴咳嗽、咳痰；胸部体格检查和胸部 X 线检查可明确病变部位和性质

胸壁疾病引发的胸痛
胸痛常固定于病变所在部位，举臂、深呼吸、咳嗽等引起胸廓活动时可使胸痛加剧，病变部位有压痛

突发性一侧胸痛，呈尖锐刺痛并向同侧肩部放射，持续时间短暂，可出现胸闷及呼吸困难，患侧呼吸音减弱或消失；有持重物、剧烈咳嗽等诱因	自发性气胸 ★	行胸部X线检查；紧急穿刺抽气或转院
胸痛伴局部红、肿、热、压痛或组织损伤	胸壁感染	行血常规检查；局部外科处理
疼痛沿肋间神经支配区分布，呈刺痛或烧灼样痛，在脊柱旁、腋中线及胸骨旁显著，转动身体、深呼吸、咳嗽时疼痛加剧；有持重物、剧烈咳嗽等诱因	肋间神经痛	应用非甾体类药物，给予热敷等物理治疗

注意！
胸痛患者如出现以下征象提示为高危胸痛
1. 神志模糊，意识丧失
2. 面色苍白
3. 大汗及四肢厥冷
4. 低血压：血压 <90/60 mmHg
5. 呼吸急促或困难
6. 低氧血症（SpO_2<90%）
7. 心动过速 / 过缓
抢救的同时积极明确病因，并在条件允许的情况下迅速转诊

咳嗽

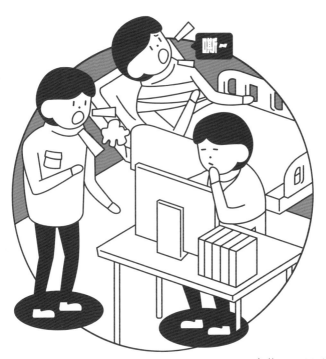

嘶~

咳——咳——

咳嗽是一种保护性反射动作，可清除呼吸道内的分泌物或异物；也是疾病的一种表现

咳嗽病因

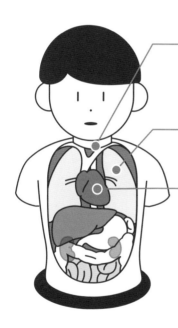

呼吸道疾病
鼻咽部到支气管整个呼吸道黏膜受到刺激时均可引起咳嗽，包括刺激性气体（如冷、热空气，氯气、溴气、氨气等）吸入、异物、炎症、出血、肿瘤等

胸膜疾病
胸膜炎或胸膜受到刺激（气胸、胸腔穿刺）时

心血管疾病
肺淤血、肺水肿、肺栓塞时

某些药物
如血管紧张素转化酶抑制剂（ACEI）常引起干咳

其他系统疾病累及呼吸系统
如系统性红斑狼疮、膈下脓肿等腹腔疾病刺激膈等

咳嗽的鉴别诊断及处置

 主要临床特征
 可能的诊断
 进一步处置

急性咳嗽诊断及处置

咳嗽常发生在夜间或卧位时，有夜间阵发性呼吸困难，坐位时减轻，有泡沫样痰或粉红色泡沫样痰，心脏增大，心脏病原有体征，肺底湿啰音、心率快	急性左心功能不全 ★	调整为半坐卧位，吸氧、镇静，行心电图、胸部X线检查；予以病因治疗，减轻心脏负担，增加心排血量；转院行超声心动图检查
起病较急，全身症状较轻，先有上呼吸道感染症状，随病情加重，咳嗽加剧，痰量增多，发热，两肺呼吸音粗、散在干湿啰音	急性气管炎、支气管炎、肺部感染	行血常规、胸部X线检查；给予镇咳、祛痰、抗感染治疗

慢性咳嗽诊断及处置

起病慢，病程长，不规则低热、乏力盗汗，女性月经失调，慢性咳嗽，痰中带血或咯血，胸痛，消瘦	肺结核 ★	行胸部 X 线、血沉、痰菌检查；转结核病院
多发生于 40 岁以上长期吸烟者，常有痰中带血、刺激性干咳，胸闷气短，发热、消瘦，反复发作的同一部位肺炎，或出现声音嘶哑、上腔静脉综合征或 Horner 综合征、右锁骨上淋巴结肿大	支气管肺癌	行胸部 X 线检查，可转专科医院行 CT、痰脱落细胞、纤维支气管镜检查
慢性、反复性咳嗽、咳痰或伴喘息，每年至少持续 3 个月且连续 2 年或以上，并能排除其他心肺疾病	慢性支气管炎	行血常规、痰涂片或痰培养、胸部 X 线检查；控制感染、对症治疗
儿童、青少年起病，慢性咳嗽、咳大量脓痰、反复咯血，肺部固定性湿啰音，可有麻疹、百日咳病史	支气管扩张症	行胸部 X 线、CT、支气管造影、纤维支气管镜检查

咯血

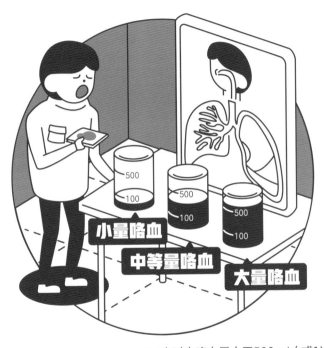

咯血是指喉及喉以下的呼吸道及肺出血经口腔咯出

24小时内咯血量大于500 ml（或1次咯血量100 ml以上）为大量咯血
100～500 ml为中等量咯血
小于100 ml为小量咯血

小量咯血
中等量咯血
大量咯血

咯血病因

呼吸系统疾病

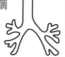

支气管疾病
支气管扩张症、支气管肺癌等

肺部疾病
肺结核、肺炎、肺脓肿等，少见的有肺淤血、肺梗死、肺吸虫病、肺真菌病、肺囊肿、肺血管畸形等

心血管疾病

常见的是风湿性心脏病二尖瓣狭窄，其次为先天性心脏病以及左心功能不全引起的肺淤血等

其他 急性传染病（流行性出血热、肺出血型钩端螺旋体病等）；血液病（白血病、血小板减少性紫癜等）；风湿性疾病（系统性红斑狼疮、结节性多动脉炎等）

咯血与呕血鉴别

鉴别要点	咯血	呕血
出血方式	咳出	呕出
颜色	泡沫状，色鲜红	无泡沫，呈暗红色或棕色
混杂内容物	常混有痰	常有食物及胃液
基础疾病	有肺或心脏疾病史	有胃病或肝硬化病史
出血前兆	咯血前喉部痒，胸闷、咳嗽	呕血前常感上腹不适及恶心
出血后血便	除非咽下，否则无血便	粪便带黑色或呈柏油样

咯血的鉴别诊断及处理

 主要临床特征

 可能的诊断

 进一步处置

肺部疾病诊断及处置

主要临床特征	可能的诊断	进一步处置
急性发热寒战、胸痛、咳嗽、咳痰、咳铁锈色痰，肺部叩诊浊音，听诊呼吸音低，可闻及湿啰音	肺炎链球菌肺炎	行血常规、胸部 X 线、痰培养检查；给予抗感染、对症治疗；转院
起病急，畏寒高热，咳嗽胸痛，反复咯血，伴大量脓臭痰，消瘦，贫血，肺部啰音	肺脓肿	行血常规、胸部 X 线、血培养、痰培养检查；给予痰液引流、抗感染等对症治疗，有适应证者转院行外科治疗
有生食或半生食石蟹、蝲蛄史，出现持续或间断咳棕褐色或铁锈色痰，或烂桃样血痰，全身情况好，肺部体征不明显，血中嗜酸性粒细胞增多	肺吸虫病	行血液、痰液检查，注意嗜酸性粒细胞，从痰液中找肺吸虫卵
白色黏液痰有酵母臭味，或呈胶冻状，多见于恶性肿瘤患者，应用大量广谱抗生素、糖皮质激素、免疫抑制剂者，年老体弱者等	肺真菌病	行胸部 X 线、痰涂片和痰培养检查；给予抗真菌及对症治疗

起病慢，病程长，不规则低热、乏力盗汗，女性月经失调，慢性咳嗽，痰中带血或咯血，胸痛，消瘦	肺结核 ★	行胸部 X 线、血沉、痰菌检查；转结核病院
多发生于 40 岁以上长期吸烟者，常有痰中带血、刺激性干咳，胸闷气短，发热、消瘦，反复发作的同一部位肺炎，或出现声音嘶哑、上腔静脉综合征或 Horner 综合征、右锁骨上淋巴结肿大	支气管肺癌	行胸部 X 线检查，可转专科医院行 CT、痰脱落细胞、纤维支气管镜检查
儿童、青少年起病，慢性咳嗽、咳大量脓痰、反复咯血，肺部固定性湿啰音，可有麻疹、百日咳病史	支气管扩张症	行胸部 X 线、CT、支气管造影、纤维支气管镜检查

心血管疾病诊断及处置

突发性胸痛，可为刺痛、绞痛，呼吸困难、发绀、烦躁不安、大汗，伴咳嗽、咯血、发热、肺动脉瓣区第二心音亢进	急性肺栓塞 ★	行血常规、心电图、胸部X线检查，吸氧、立即转院
多见于年老体弱、活动少或手术后卧床者，突然出现呼吸困难、胸痛、咯血和咳嗽，呼吸频率可达 30 ~ 50 次 / 分，心率快，肺部湿啰音和哮喘音	心源性肺水肿 ★	行胸部 X 线检查；紧急抢救，减少静脉回流，给予高压高流量吸氧、吗啡镇静等，转院
可有风湿病史，呼吸困难、咳嗽、咯血，可有二尖瓣面容，心尖部舒张期隆隆样杂音	风湿性心脏病二尖瓣狭窄 ★	行胸部 X 线、心电图检查，转院行超声心动图检查，给予对症或介入、手术治疗

> **注意！**
> 咯血患者尽可能卧床休息，大量咯血患者要求绝对卧床，避免不必要的移动，取头低脚高俯卧位，拍背，迅速排出积血，头部后仰，颜面向上，尽快清理口内积血，同时取出假牙，保持呼吸道通畅，有效给氧，并紧急转诊

呼吸困难

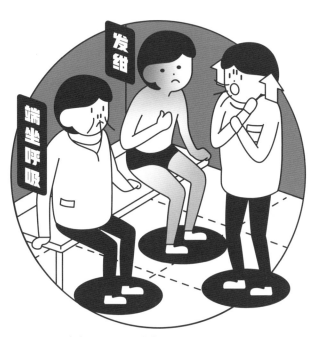

端坐呼吸

发绀

主观上：氧气不足、呼吸费力
客观上：用力呼吸、张口抬肩
严重者：鼻翼扇动、端坐呼吸、发绀，并有呼吸频率、深度和节律的异常

呼吸困难主要病因

 呼吸系统疾病   循环系统疾病   中毒   血液病   神经精神因素

呼吸困难的鉴别诊断及处置
肺源性呼吸困难诊断及处置

吸气性呼吸困难

由喉、气管、大支气管的炎症、水肿、痉挛、异物肿瘤等导致管腔狭窄或梗阻所致

特点：吸气明显困难，吸气时间显著延长；严重者出现"三凹征"（吸气时锁骨上窝、胸骨上窝、肋间隙同时发生凹陷）

呼气性呼吸困难

由肺组织弹性减弱、小支气管痉挛狭窄所致，如支气管哮喘、慢性阻塞性肺气肿等

特点：呼气费力、呼气时间明显延长、常伴哮鸣音

混合性呼吸困难

由广泛肺部病变或肺组织受压，如重症肺炎、大面积肺梗死、大片肺不张、大量胸腔积液或气胸等所致

特点：吸气和呼气都很费力，呼吸浅而快

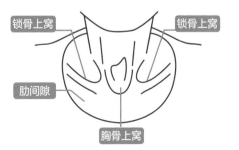

锁骨上窝   锁骨上窝

肋间隙

胸骨上窝

主要临床特征	可能的诊断	进一步处置
起病较急，呼吸急促，口唇及指（趾）端发绀，不能用常规氧疗方式缓解的呼吸窘迫，可伴有胸闷、咳嗽、咳血等症状，危重者可出现意识障碍，甚至死亡	急性呼吸窘迫综合征(ARDS) ★	吸氧、急转院，行血气分析、胸部X线检查、肺功能检查，应排除心源性肺水肿、原发性急性肺部感染等
可有慢性肺胸病史及诱发因素如剧烈咳嗽、抬举重物等，突发一侧胸痛与呼吸困难、咳嗽，重者出现端坐呼吸、发绀、大汗，甚至意识障碍，患侧叩诊鼓音、呼吸音减弱或消失、气管、心脏向健侧移位	张力性气胸 ★	急转院，行胸部X线检查，选择适当排气方法（张力性气胸应紧急排气），兼顾并发症和原发病治疗
急性起病，有咽喉部感染史或药物过敏史或强烈化学气体刺激史，还可见于麻疹患儿，突然出现喉部异物感、干咳或犬吠样咳嗽、呼吸困难、声音嘶哑，严重者可出现"三凹征"、窒息	急性喉炎、喉水肿 ★	给予激素治疗、原发病治疗，必要时转诊

慢性支气管炎等呼吸系统疾病病史，除咳嗽、咳痰外有逐渐加重的呼吸困难、桶状胸、肋间隙增宽、叩诊过清音、听诊呼吸音弱、呼气延长、右心室增大或右心功能不全表现	阻塞性肺气肿、肺心病	行胸部X线、心电图检查，转院行血气分析、呼吸功能、超声心动图检查，嘱患者戒烟、控制感染，给予氧疗，治疗呼吸衰竭、心力衰竭等
典型表现为反复发作的呼气性呼吸困难、胸闷气短，多呈季节性，常与吸入外源性过敏原有关，发作时双肺弥漫性哮鸣音，可自行或用药后缓解，缓解期患者可无任何哮喘症状	支气管哮喘	行血常规、胸部X线检查，转院行血气分析、呼吸功能检查，过敏原检测等；与心源性哮喘鉴别
患者年龄较小，常有低热、乏力、盗汗等全身中毒症状及胸闷咳嗽等。胸腔积液体征：气管向健侧移位、患侧语颤减弱、叩诊浊音或实音、呼吸音减弱。血沉快，结核菌素试验常呈阳性	结核性胸膜炎	行胸部X线、B超、胸腔穿刺抽液检查，给予病因治疗及对症治疗

心源性呼吸困难诊断及处置

左心、右心或全心功能不全及大量心包积液均可出现呼吸困难

急性左心功能不全：表现为急性肺水肿，突然出现严重的呼吸困难并咳粉红色泡沫样痰。严重时出现气喘、面色灰白、出汗、发绀，两肺湿啰音和哮鸣音、心率加快，称为心源性哮喘，与支气管哮喘的症状相似

右心功能衰竭、心包积液：也可表现为呼吸困难，多与体循环淤血有关，多合并下肢水肿、胸腔积液、腹水、肝大

	心源性哮喘 多于40岁以后发病	支气管哮喘 多于儿童或青少年时期发病
病史	一般无过敏史，可有高血压、冠心病、二尖瓣狭窄等心血管疾病病史	有家族史、个人过敏或哮喘发作史，但无心血管疾病病史
发作期	常在夜间出现阵发性呼吸困难	任何时间都可以发作，多见于秋末、冬春季节
肺部体征	双肺底较多湿啰音伴哮鸣音	双肺弥漫性干啰音
心脏体征	左心室增大、心动过速、奔马律及杂音等心脏病其他体征	正常
X线检查	左心室增大、肺淤血	肺野清晰或呼吸系统疾病的征象如肺气肿征
药物治疗	洋地黄、氨茶碱、吗啡等有效	支气管解痉药、抗过敏药有效

中毒性呼吸困难诊断及处置

常见于有慢性肾炎、尿毒症或糖尿病（酮症）病史患者，出现深而大的呼吸困难而无明显心肺疾病证据	代谢性酸中毒	转院，查电解质、血气分析，治疗原发病，必要时静脉滴注碳酸氢钠

腹痛

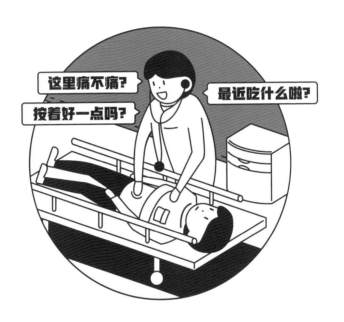

注意！除腹腔疾病外，心绞痛、心肌梗死、大叶性肺炎、过敏性紫癜、糖尿病酮症酸中毒、腹型癫痫、卵巢囊肿蒂扭转等也可引起急性腹痛

腹痛病因

急性腹痛
- 腹腔脏器急性炎症：如急性阑尾炎、急性胆囊炎等
- 空腔脏器阻塞或扩张：如肠梗阻、胆道结石等
- 脏器扭转或破裂：如肠扭转、肝脾破裂等
- 腹膜炎症
- 腹腔血管阻塞：如缺血性肠病等
- 腹壁疾病：如腹壁挫伤等
- 胸腔疾病的腹部牵涉痛：如肺炎、心绞痛等
- 全身疾病引起的腹痛：如过敏性紫癜等

慢性腹痛
- 腹腔脏器慢性炎症：如慢性胃炎、慢性胆囊炎等
- 空腔脏器张力增高：如胃肠痉挛等
- 胃、十二指肠溃疡
- 慢性脏器扭转或梗阻
- 脏器包膜牵张：如肝淤血等
- 中毒、代谢障碍：如铅中毒、尿毒症等
- 肿瘤压迫与浸润

急性腹痛的鉴别诊断及处置

 主要临床特征   可能的诊断   进一步处置

主要临床特征	可能的诊断	进一步处置
脐周持续性疼痛阵发性加剧，呕吐、腹胀，停止排气排便，查体可见肠型、蠕动波，肠鸣音亢进（肠麻痹时肠鸣音减弱或消失）	肠梗阻 ★	行血常规、腹部 X 线检查，给予胃肠减压，纠正水、电解质及酸碱平衡紊乱。必要时可转院行手术治疗

常于酗酒或暴饮暴食后，突发中上腹持续性疼痛阵发性加剧，向后背或左肩放射，伴恶心呕吐、发热、上腹明显压痛，多有胆道疾病病史，如出现休克、肠麻痹、出血征象则提示出血坏死性胰腺炎，病情危重	急性胰腺炎 ★	行血常规、血尿淀粉酶、B超、CT检查，禁食，给予胃肠减压、抗胆碱药物、抗生素，若为出血坏死性胰腺炎，需转院防治休克、肠麻痹等，必要时行手术治疗
右上腹持续性疼痛阵发性加剧，常于进食油腻食物后突然发生，发热伴恶心呕吐，右上腹肌紧张、压痛、墨菲征阳性，可有黄疸	急性胆囊炎 ★	行血常规、尿三胆、腹部B超、肝功能检查，禁食，给予胃肠减压、抗生素，必要时可转院行手术治疗
多见于肥胖中年患者，突发右上腹疼痛，常向右后背、肩胛区放射，右上腹压痛，重者可有黄疸、发热、寒战	胆石症	行尿三胆、腹部B超、胆囊造影检查，给予解痉、溶石、抗炎治疗，必要时可转院行手术治疗
原有溃疡病史，突发上腹刀割样剧痛，全腹肌紧张、压痛、反跳痛、板状腹、肝浊音界消失，肠鸣音减弱，可伴休克	胃、十二指肠溃疡穿孔 ★	行血常规、腹部X线检查；严密观察病情，给予补液、对症治疗，必要时可转院行手术治疗

突发脐周疼痛，呈阵发性，喜按压，常可自行缓解，可反复发作，查体无阳性发现	肠痉挛	严密观察病情，给予解痉、对症治疗
突发中下腹剧痛阵发性加重，向腰部及会阴部放射，可有血尿及膀胱刺激征	泌尿系统结石	行血、尿常规及B超检查。行解痉镇痛、控制感染，应用排石冲剂，或转院后行碎石或取石术治疗
脐周转移右下腹疼痛伴发热，右下腹麦氏点局限性压痛	急性阑尾炎 ★	行血常规检查，行抗炎、对症治疗。必要时可转院行手术治疗
育龄妇女，有闭经史，剧烈腹痛伴呕吐，肛门下坠感，可有面色苍白、血压下降等休克表现	异位妊娠破裂	行血常规、妇科、B超检查，行对症、抗休克治疗，或转院行手术治疗
突发上腹部阵发性绞痛、钻顶样痛，腹部无阳性体征，间歇期如常人	胆道蛔虫病	行血、粪便常规，B超、肝功能检查，行解痉、镇痛、驱虫、中西医结合治疗，确诊困难时可转院

腹泻

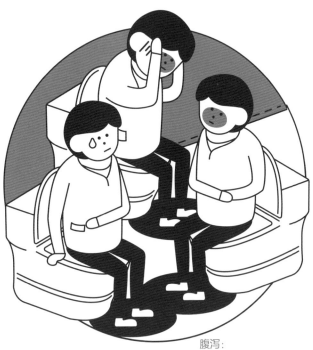

腹泻 是指排便次数明显增加，粪质稀薄，或带有黏液、脓血或未消化的食物

腹泻:
每天排便超过 3 次
每次排便量超过 200 g
水分含量超过排便总量的 80%

腹泻的鉴别诊断及处置

 主要临床特征　 可能的诊断　 进一步处置

急性腹泻诊断及处置

主要临床特征	可能的诊断	进一步处置
起病急，发热，腹痛、腹泻，里急后重，黏液脓血便，左下腹压痛，有不洁饮食史或痢疾患者接触史，夏秋季发病较多见	急性细菌性痢疾 ★	行粪便常规、细菌培养检查，选用有效抗菌药物
起病急，腹痛、腹泻，水样便，伴恶心呕吐，其他人进食同一污染食物后同时发病	细菌性食物中毒 ★	行粪便、呕吐物、可疑食物细菌培养检查，给予对症治疗，报防疫部门
腹痛、腹泻，水样便，伴恶心呕吐，常因饮食不当发病	急性胃肠炎	行粪便常规检查，给予补液、对症治疗
剧烈腹泻、呕吐（先泻后吐），米泔样粪便，可出现脱水、休克，多于夏秋季发病	霍乱	行粪便常规、粪便培养检查，报防疫部门，转诊至传染病医院
腹泻、暗红色果酱样血便，无发热，无里急后重，右下腹压痛	阿米巴痢疾	于粪便中找阿米巴滋养体及包囊，给予抗阿米巴治疗

慢性腹泻诊断及处置

长期腹泻，一般状况尚好，有自主神经功能紊乱表现	肠易激综合征 ★	行粪便常规、钡剂灌肠检查，给予对症治疗，必要时可转院行结肠镜检查以排除器质性病变
慢性腹泻、黏液脓血便，曾有急性细菌性痢疾病史	慢性细菌性痢疾	行血、粪便常规检查及粪便培养，给予抗感染、对症治疗，可转院行结肠镜检查
每天黎明前腹泻或腹泻、便秘交替，右下腹压痛，有包块，午后低热，盗汗消瘦，有结核病病史	肠结核 ★	行血、粪便常规，血沉，结核菌素试验，钡剂灌肠检查，给予抗结核对症治疗，可转院行结肠镜检查
黏液脓血便伴腹痛、里急后重，反复发作，可出现关节炎、口腔溃疡等自身免疫性疾病表现	溃疡性结肠炎	行血、粪便常规，钡剂灌肠检查，给予水杨酸制剂、肾上腺皮质激素治疗，可转院行结肠镜检查

慢性腹泻、便血、腹痛、消瘦，腹部肿块，多见于老年患者	结肠癌★	行粪便常规、钡剂灌肠检查，可转院行结肠镜检查及进一步手术或放化疗

注意！
除以上列举的疾病外，小肠吸收不良综合征、慢性胰腺炎、胰腺癌、胃泌素瘤、甲亢等也可出现慢性腹泻，鉴别诊断时应予以注意

恶心与呕吐

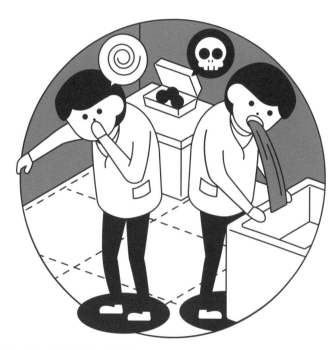

恶心与呕吐 是临床常见症状，恶心为
上腹部不适和紧迫欲吐的感觉

恶心与呕吐病因

反射性呕吐

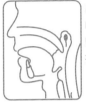

咽部受到刺激
吸烟、剧烈咳嗽、鼻咽部炎症

胃肠疾病
急性胃肠炎、消化性溃疡、急性阑尾炎、肠梗阻等

肝胆胰疾病
肝炎、肝硬化、胆囊炎、胆石症、胰腺炎等

腹膜和肠系膜疾病
急性腹膜炎等

其他
急性心肌梗死、休克、心力衰竭、泌尿系统结石、急性肾盂肾炎、异位妊娠破裂、青光眼、屈光不正等

中枢性呕吐

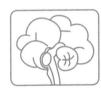

中枢神经系统疾病
- 颅内感染：脑炎、脑膜炎等
- 脑血管疾病：脑出血、脑梗死等
- 颅脑损伤
- 癫痫持续状态

其他
- 全身性疾病：糖尿病酮症酸中毒、尿毒症等
- 药物作用：洋地黄类、抗癌药、抗生素、吗啡等
- 中毒：酒精、有机磷、一氧化碳等
- 精神因素：胃神经官能症、神经性厌食等

前庭功能障碍

梅尼埃病、迷路炎、晕动病等。

恶心与呕吐的诊断

病史

呕吐特点

颅内高压呕吐呈喷射性

胃源性呕吐常伴恶心，呕吐呈溢出性，吐后自觉轻松

幽门梗阻常为夜间呕吐

妊娠呕吐多于清晨发生

呕吐物特点

咖啡样呕吐物
▼
提示上消化道出血

呕吐物有粪臭味
▼
提示低位小肠梗阻

呕吐物有酸臭味
▼
提示幽门梗阻等

伴随症状
如颅内高压呕吐伴剧烈头痛；梅尼埃病发作呕吐伴眩晕；急性胃肠炎呕吐伴腹泻等

体格检查

重点应注意腹部和神经系统体征

- 有无肠型、蠕动波
- 有无压痛
- 有无反跳痛
- 有无振水音
- 有无肠鸣音增强或减弱

腹部体征

- 意识状态
- 瞳孔形态及大小
- 有无眼球震颤
- 有无脑膜刺激征
- 有无病理反射
- 有无视乳头水肿

神经系统体征

辅助检查

辅助检查：血、尿、粪便常规，呕吐物检查（理化检查及毒理学分析）
必要时：脑脊液、X 线、B 超、纤维胃镜、头颅 CT 检查

恶心与呕吐的鉴别诊断及处置

 主要临床特征　　 可能的诊断　　 进一步处置

消化系统疾病所致呕吐诊断及处置

主要临床特征	可能的诊断	进一步处置
常于进食不洁食物后发生，上腹疼痛、频繁呕吐，呕吐物为胃内容物，上腹、脐周压痛	急性胃炎	行血、尿、粪便常规检查，必要时转院行胃镜检查，给予抗感染、补液等对症治疗
常有消化性溃疡病史，进食后数小时呕吐，呕吐物量多，可有隔日宿食，有酸臭味，可见上腹膨隆、胃型、蠕动波、振水音	幽门梗阻 ★	行腹部 X 线检查，胃肠减压，转院行胃镜检查，必要时行手术治疗
食欲不振，恶心呕吐，厌油腻，乏力，肝区疼痛，可有黄疸，肝大有压痛	肝炎	行肝功能、肝炎病毒标志物检查，给予对症治疗，转诊至传染病医院

注意！急性胆囊炎、胆石症、急性阑尾炎、肠梗阻、急性胰腺炎、急性腹膜炎、胃癌等均可有恶心呕吐症状，可参阅"腹痛"相关内容

中枢神经系统疾病所致呕吐诊断及处置

起病急,剧烈头痛,喷射性呕吐,烦躁,抽搐,偏瘫甚至昏迷,多有高血压病史	脑出血、高血压脑病 ★	降颅压,防治脑水肿,转院行 CT 检查,必要时行手术治疗
甲亢患者突然出现高热、心动过速、恶心呕吐、腹泻、烦躁、大汗、脱水,甚至昏迷	甲状腺危象	行血 T_3、T_4 检查,应用大剂量抗甲状腺药物、肾上腺皮质激素等
服用抗癌药、抗生素、洋地黄类、雌激素等药物后出现恶心呕吐,停药后呕吐停止	药物性呕吐	确定引起呕吐的药物并停药
眩晕、呕吐、复视、共济失调、眼震颤、一过性交叉性瘫痪、饮水呛咳	椎基底动脉供血不足	给予病因及对症治疗,转院行头颈部 CT 检查
起病缓慢,头痛逐渐加重,喷射性呕吐,与进食无关,可有视力减退	脑瘤及其他原因所致颅内高压	降颅压,防治脑水肿,转院行 CT、磁共振检查,必要时行手术治疗

育龄妇女有停经史,晨起呕吐,严重者可有水、电解质、酸碱平衡失调及酮症	妊娠呕吐	行妊娠试验、妇科彩超检查,给予补液等对症治疗

其他疾病所致呕吐诊断及处置

反复突然发作眩晕,伴耳鸣、耳聋、恶心、呕吐、眼球震颤,持续数分钟至数天	梅尼埃病	给予对症治疗,转院行 CT 检查

便血

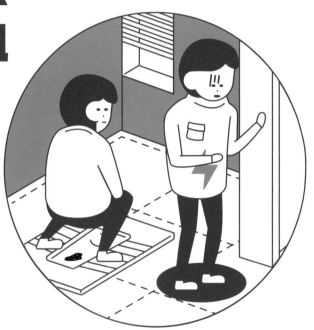

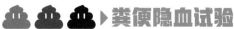 ▶ 粪便隐血试验

便血病因

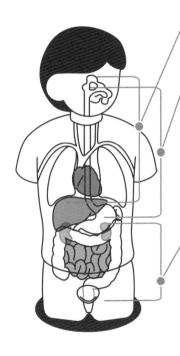

上消化道邻近器官或组织疾病
胆石症、胆囊癌、胆管癌、胰腺癌、胰腺脓肿破溃等

上消化道疾病
视出血量和速度的不同，可表现为便血或黑便
- 食管疾病：反流性食管炎、食管癌、食管贲门黏膜撕裂综合征、食管损伤等
- 胃及十二指肠疾病：消化性溃疡、急性糜烂出血性胃炎、胃癌等
- 门静脉高压引起的食管胃底静脉曲张破裂出血或门静脉高压性胃病出血

下消化道疾病
- 小肠疾病：肠结核、肠伤寒、肠套叠、小肠肿瘤等
- 结肠疾病 急性细菌性痢疾、阿米巴痢疾、溃疡性结肠炎、结肠癌、结肠息肉等
- 直肠与肛管疾病：直肠癌、痔、肛裂、直肠肛管损伤等
- 血管病变：血管瘤、缺血性肠炎等

全身性疾病
- 血液病：白血病、血小板减少性紫癜等
- 结缔组织病：系统性红斑狼疮、皮肌炎等
- 急性传染病：流行性出血热等
- 其他：尿毒症等

便血的诊断

病史

必须排除食用动物血、肝脏后出现的黑便，口、鼻、咽、支气管、肺出血咽下后出现的黑便及服用某些药物（铁剂、铋剂、炭粉、中草药等）引起的黑便

判断出血部位：上消化道出血粪便呈柏油样，下消化道出血粪便呈鲜红色或暗红色；出血部位越低，与粪便混合程度越差

细致观察血性粪便的颜色、性状及气味

注意询问便血的伴随症状，如是否伴腹痛

注意询问便血病因和诱因

体格检查

- 有无贫血表现
- 皮肤黏膜有无出血
- 有无黄染
- 有无肝掌及蜘蛛痣
- 浅表淋巴结有无肿大

观察生命体征

- 腹部有无膨隆
- 腹壁静脉有无曲张
- 有无肌紧张、压痛、反跳痛、包块、肝脾大
- 有无腹水征
- 肠鸣音有无亢进及减弱

腹部体检

辅助检查

- 血常规、血小板、出凝血时间、凝血酶原时间
- 粪便隐血试验，粪便中寻找病原体
- 肝肾功能检查
- 纤维结肠镜检查：可直接观察直肠、全结肠及末端回肠的病变
- 钡剂灌肠造影

便血的鉴别诊断及处置

主要临床特征	可能的诊断	进一步处置
排便时肛门滴血或粪便表面有鲜红色血液，伴肛门疼痛、瘙痒，内痔脱出	痔	行直肠指诊、肛门镜检查，给予手术或枯痔疗法
间断性少量暗红色或鲜红色血液附于粪便表面，与粪便不相混合，个别可大出血	结肠息肉	行钡剂灌肠检查，给予止血等对症治疗，转院行结肠镜下治疗
黏液脓血便，腹痛、腹泻，里急后重，发热，多于夏秋季发病	细菌性痢疾	行血、粪便常规及细菌培养检查，给予抗感染、对症治疗
急性腹痛、呕吐、发热、腹泻、洗肉水样血便、腥臭，多见于青少年，夏秋季发病	急性出血性坏死性小肠炎 ★	行血、粪便常规及粪便培养检查，紧急转院
多见于 2 岁以下婴幼儿，阵发性腹部绞痛、呕吐、鲜红色黏液血便，血不与粪便混合，右下腹可触及包块，肠鸣音亢进	肠套叠 ★	转院

43

水肿

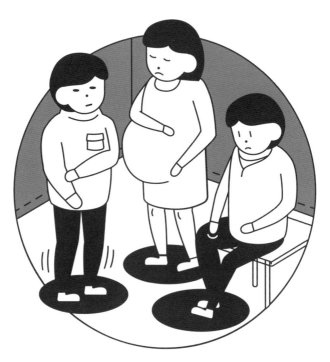

水肿是人体组织间隙有过多的液体积聚，使组织肿胀

水肿病因

全身性水肿

心源性水肿
常见为右心功能不全

肾源性水肿
常见原因是各种肾脏疾病，如急性肾小球肾炎、肾病综合征、慢性肾小球肾炎等

肝源性水肿
常见于肝硬化失代偿期，主要表现为腹水

内分泌代谢性疾病致水肿
甲状腺功能减退、原发性醛固酮增多症、库欣综合征、糖尿病

其他
营养不良性水肿、药物性水肿、妊娠性水肿、结缔组织病所致水肿、变态反应性水肿、特发性水肿等

局部性水肿

局部炎症
如蜂窝织炎等

局部淋巴回流受阻
如丝虫病所致橡皮腿等

局部静脉回流受阻
如肢体静脉血栓形成、血栓性静脉炎及上腔或下腔静脉阻塞综合征等

血管神经性水肿
如过敏等

水肿的诊断

病史

详细询问原发疾病，如心脏、肝脏、肾脏疾病，内分泌代谢性疾病及营养障碍性疾病等，询问服药史

女性患者应询问月经与水肿的关系等

注意观察患者有无局部血管及淋巴管病变，如血栓性静脉炎、丝虫病等

询问水肿发生的快慢

询问水肿开始的部位

询问水肿的伴随症状

体格检查

- 注意评估水肿的部位、程度、软硬度、移动性、是否为凹陷性
- 有无胸腔积液、腹水及心包积液
- 局部组织有无发红、灼热、压痛、静脉曲张等

- 动态观察血压、体重
- 重点检查心脏、肺、肝、肾等脏器

水肿的鉴别诊断及处置

 主要临床特征

 可能的诊断

 进一步处置

全身性水肿诊断及处置

主要临床特征	可能的诊断	进一步处置
有器质性心脏病病史，水肿从身体下垂部分（如下肢）开始，逐渐波及全身，可有胸腔积液、腹水，水肿性质较坚实而移动性较小，发展缓慢，常伴呼吸困难、心脏扩大、心脏杂音、颈静脉怒张、肝大	心源性水肿★（主要是右心衰竭）	行血、尿常规，心电图检查，给予病因治疗、利尿、扩血管强心治疗，可转院
有肾脏疾病病史，水肿从眼睑、颜面开始，波及全身，重者可有胸腔积液、腹水，水肿性质软而移动性大，发展迅速，常伴蛋白尿、血尿、管型尿、肾损伤、高血压、眼底改变等	肾源性水肿	行血、尿常规，尿蛋白定量，血浆蛋白，肾功能、B超检查，采取病因治疗、利尿（应用呋塞米或氢氯噻嗪等）、提高血浆胶体渗透压（应用人血白蛋白）等措施，可转院

有肝硬化病史，水肿特点是以腹水为主要表现，可先发生于踝部，逐渐向上蔓延，而头面部及上肢常无水肿，伴肝功能减退、门静脉高压及侧支循环形成	肝源性水肿	行血、尿常规，肝功能、B 超检查，给予对症支持治疗（利尿、放腹水，提高血浆胶体渗透压等），可转院行 CT 检查
水肿常从足部开始逐渐蔓延全身，水肿发生前即有消瘦、体重减轻等表现	营养不良性水肿	行血、尿常规检查，血浆蛋白检测，补充蛋白质，提高血浆胶体渗透压等，可转院
有甲状腺功能减退病史，为非凹陷性水肿，颜面及下肢水肿较明显，并有畏寒、乏力、心动过缓、反应迟钝等原发病的表现	黏液性水肿	行血、尿常规检查，血浆蛋白检测，T_3、T_4、TSH 检测，给予甲状腺激素替代治疗
月经前 1～2 周眼睑、踝部及手部可有轻度水肿，伴乳房胀痛、盆腔沉重感，月经后水肿消退	经前期综合征	行血、尿常规检查，给予对症治疗、妇科会诊

局部性水肿诊断及处置

静脉受创伤、长期卧床或有血液高凝状态等因素,多发生于单侧下肢,可引起下肢水肿,如伴血栓性静脉炎可伴局部疼痛,严重时有发热、乏力、心动过速等全身症状	静脉血栓形成	给予病因治疗、外科会诊,转诊行静脉测定、血管超声多普勒测定、静脉血管造影
有药物、食物等过敏史,突然发生局限性水肿,硬而富有弹性,水肿皮肤苍白	血管神经性水肿	确定过敏原因,给予抗过敏治疗(应用苯海拉明、氢化可的松等)
急性起病,可有全身发热,病变皮肤红、肿、热、痛	皮肤炎性水肿(痈、疖、丹毒、蜂窝织炎)	行血常规检查,给予抗生素治疗、外科治疗

血尿

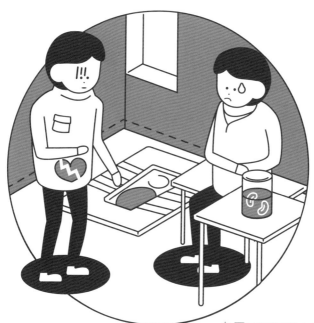

血尿轻者：尿色正常，仅在光镜下见红细胞增多，称为镜下血尿

血尿重者：尿呈血色或洗肉水色，称为肉眼血尿

血尿是新鲜尿液离心后沉渣镜检，每高倍视野红细胞大于 3 个，或 12 小时尿沉渣红细胞计数大于 5×10^6 个

血尿病因

绝大部分（约 98%）血尿由泌尿系统本身的疾病引起，仅约 2% 由全身或泌尿系统邻近器官病变所致

- 泌尿系统疾病
  ①泌尿系统结石；②泌尿系统感染，如肾盂肾炎、膀胱炎、肾及膀胱结核等；③肾小球肾炎；④泌尿系统肿瘤；⑤泌尿系统损伤，如外伤、手术、器械检查等；⑥泌尿系统畸形，如多囊肾等

- 全身性疾病
  ①血液病；②感染性疾病；③风湿性疾病；④心血管疾病

- 泌尿系统邻近器官疾病
  如前列腺炎、急性阑尾炎、盆腔炎、附件炎、直肠癌等

- 药物和化学因素
  如磺胺类药物、抗凝药物、甘露醇等，以及环磷酰胺、汞剂等的毒副作用

- 功能性血尿
  如健康人运动后出现血尿，休息后可自行消失

血尿的诊断

病史

是否为全程血尿，以初步判断血尿产生部位；有无血块，如有常提示非肾小球性血尿

注意！首先应排除假性血尿

是否伴肾绞痛及排尿痛，有无尿流突然中断或排尿困难，是否伴发热、肾区疼痛、膀胱刺激征、水肿、高血压、肾肿块、皮肤黏膜出血、关节疼痛、外伤等症状与体征

服用药物、食物的情况

家族史：家族中有无血尿、耳聋及肾病病史

体格检查
- 重点检查泌尿系统器官
- 肾脏有无肿大
- 上、中输尿管有无压痛点
- 肾区有无叩击痛等（还应注意患者性别、年龄，并对全身状况及泌尿系统邻近器官进行全面细致的检查）

血尿的鉴别诊断及处置

主要临床特征	可能的诊断	进一步处置
剧烈活动后，肾绞痛发作，腰背、下腹部剧痛，向会阴部放射，可伴膀胱刺激征（尿频、尿急、尿痛）及血尿，尿中可排出沙石	泌尿系统结石	行尿常规、X线、B超检查。大量饮水，解痉镇痛（消旋山莨菪碱或间苯三酚，曲马多或哌替啶），应用排石冲剂，或转院行体外震波碎石术
起病突然，发热、寒战，尿频、尿急、尿痛、血尿、腰痛，可出现下腹压痛	泌尿系统感染	行尿常规、尿培养检查，大量饮水，应用抗菌药物（喹诺酮类及第三代头孢菌素）
呼吸道或皮肤感染后1～3周出现血尿、少尿、颜面及眼睑水肿、高血压、腰痛	急性肾小球肾炎	行尿常规、肾功能、补体C3检查，休息、对症治疗
应用抗凝药物、环磷酰胺、磺胺类药物、阿司匹林、汞剂等后，突然出现血尿	药物所致血尿	行血常规、出凝血时间检查，立即停药，密切观察病情

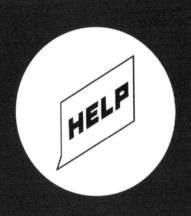

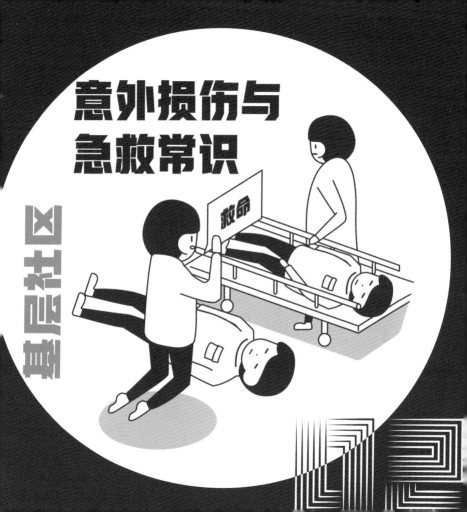

急救应用

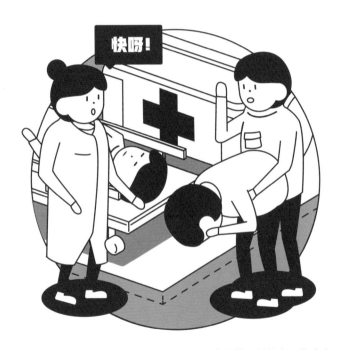

别磨叽了，救人啊！

现场急救第一救护者是伤病者
自己或第一目击者

现场急救基本程序

伤（病）情快速评估与初步判断

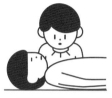

快速评估伤（病）情后，做出初步判断

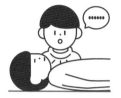

决定急救措施

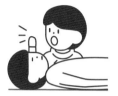

发出紧急呼救

现场救护措施

1 协助伤病者采取合适体位

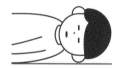

意识丧失者，头偏向一侧

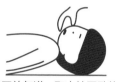

开放气道，取去枕平卧位，使其头向后仰，上提下颌

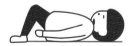

重病者，可根据病情采取舒适体位

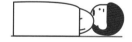

注意保暖

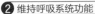 **② 维持呼吸系统功能**

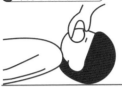

保持伤病者
呼吸道通畅

防止舌后坠，用舌钳
或筷夹将舌牵出固定

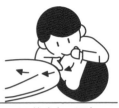

呼吸停止者，要立
即进行人工呼吸

③ 维持循环系统功能

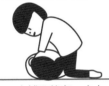

心搏骤停者，应立
即行胸外心脏按压

④ 外伤处理

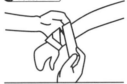

针对性地采取包扎、
止血、固定等措施

⑤ 心理关爱

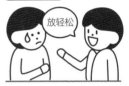

放轻松

⑥ 安全转运

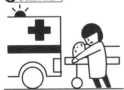

协助急救人员送伤病者至
医院急诊科

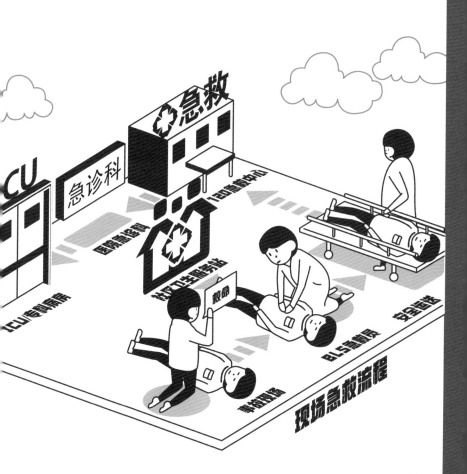

现场急救技术的应用
止血法

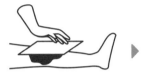 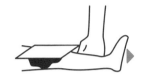 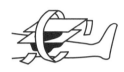

用干净的敷料覆盖伤口，用手直接在敷料上加压，不要用纸或纸巾

协助伤病者坐下或躺下，抬高受伤部位，并设法承托

如血液浸透伤口的敷料，可再加敷料置于其上，而后用止血带绑扎，不要用力除去最初覆盖伤口的敷料

止血带

领带

撕成条带的棉布衣

围巾

被单

皮带

固定法

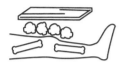 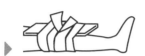 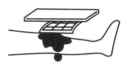

将木板或其他固定物固定于患肢一侧，垫些松软的物品，用带子绑好，松紧要适度

木板要超过骨折部位上下两个关节，以实现彻底固定

皮肤有伤口的开放性骨折，由于出血严重，可用干净棉布压迫，在棉布外面再用夹板

固定物

树枝

雨伞

扫帚

报纸卷

基础生命支持（BLS）

适用于任何原因引起的心搏骤停

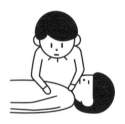

BLS-CAB
开始前
判断意识、心跳
触摸颈动脉搏动，颈动脉在喉结旁 2 ~ 3 cm，触摸单侧、力度适中、时间小于 5 秒

呼吸骤停
检查有无呼气声、感觉有无气流，3 ~ 5 秒完成

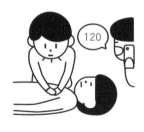

安置复苏体位
呼救后，迅速将伤病者摆放成仰卧位：直接放在地面或硬床板上；翻身时整体转动、保护颈部；保持身体平直无扭曲

紧急呼唤救助
请周围的人拨打"120"急救电话、第一目击者必须留在伤病者身边，开始准备 CAB 救助动作

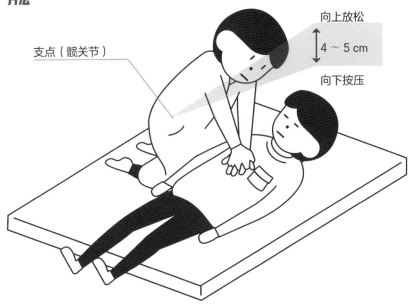

**BLS-CAB
方法**

支点（髋关节）

向上放松

4 ~ 5 cm

向下按压

按压：吹气 =30：2
按压时间：放松时间 =1：1
按压深度：成人为 4 ~ 5 cm（儿童为 3 ~ 4 cm）
心肺复苏期间，心脏按压中断时间不得超过 5 秒

C 重建循环
(徒手胸外心脏按压)

按压要领
伤病者仰卧于硬床板或地面上，双臂放在身体两侧

按压部位
胸骨中下 1/3 交界处，胸骨下切迹上方两横指处

按压手法
一手掌根紧贴按压部位上方，另一手掌根重叠在这一手背上，双臂绷直与地面垂直向下按压

要求
胸骨下陷 4 ～ 5 cm，频率至少 100 次 / 分

按压效果确切

触及大动脉搏动，按压 1 次可触及 1 次颈动脉搏动，则说明按压有效；中止按压搏动消失，则继续按压；若搏动仍存在，则说明心搏已恢复

面色（口唇）由青紫转为红润，说明按压有效，若变为灰白，说明按压无效

瞳孔由大变小，恢复正常大小与对光反射，说明按压有效

出现呻吟等知觉反射

出现自主呼吸

A 开放气道
(保持气道畅通)

救护者一只手置于伤病者前额使其头部后仰，另一只手食指与中指置于伤病者下颌骨近下颏处，抬起下颌，开放气道

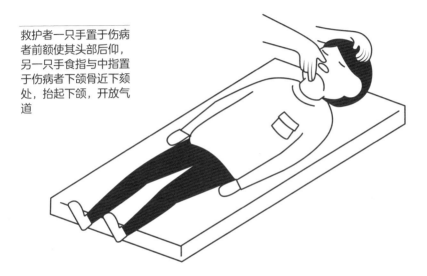

开放气道方法
伤病者取去枕平卧位，使其头向后仰，上提下颌，抬起舌根，解除舌后坠，以利人工呼吸

开放气道口诀
"松衣领（带）、口张开、清异物、头后仰、颌上提"

B 重建呼吸
(口对口（鼻）通气)

口对口通气（人工呼吸法）
救护者用拇指和食指捏住伤病者鼻孔，口唇紧贴其嘴外缘尽量封闭，深吸气后，向口腔吹气 2 次，每次 2 秒，继而以 8～12 次/分 的频率继续人工通气，直至获得其他辅助通气装置或伤病者恢复自主呼吸为止

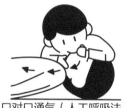

口对口通气（人工呼吸法）

- 吹气时不能漏气，捏紧鼻翼，堵住鼻孔
- 救护者的嘴巴尽量张大，包住伤病者的嘴
- 连吹两口气，但每次吹气之间要松开伤病者鼻翼，离开其嘴唇，让伤病者出气
- 每次吹气量为 600～800 ml
- 以伤病者胸部抬起为适度、有效
- 深吸气，然后用力而缓慢地吹气
- 要控制流速缓缓吹气，持续 2 秒

口对鼻通气
适用于严重口部损伤或牙关紧闭者，救护者一只手前提伤病者下颌，使上、下唇合拢，关闭口腔，头后仰，口对鼻吹气

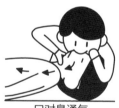

口对鼻通气

常见急诊急救

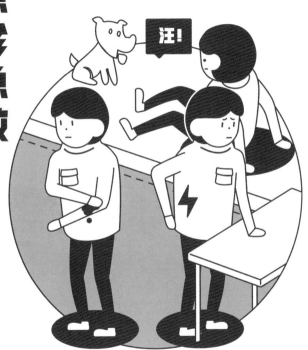

注意安全 及时防护

急性腰扭伤

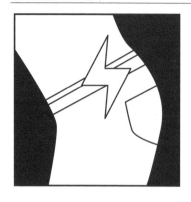

概念

急性腰扭伤俗称"闪腰"，是常见的一种腰部包括肌肉、筋膜、韧带等软组织损伤

表现特点

受伤后立即出现腰背部剧痛，严重者甚至倒地不能翻身；疼痛表现为持续性，活动时加重；深吸气、咳嗽、腹肌用力时均可使疼痛加剧；次日疼痛更重

治疗方法

● 需要适当休息，严重者必须卧硬板床，腰下可垫薄枕，在症状缓解后不引起疼痛加重的情况下，可下床活动，轻症者也要尽可能地卧硬板床休息，不能提举重物和坐沙发或矮凳等，总之，尽量避免一切可能引起疼痛加重的动作

● 在扭伤当时，可以采用冷敷。在家中，可将冰块装在塑料袋里，用毛巾裹好，敷在疼痛的部位，伤后 2 天内宜冷敷，2 天后可进行热敷等理疗

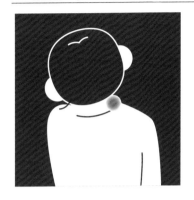

原因

因睡眠姿势不良，头颈长时间处于过度偏转状态，或枕头过高、过低，使头颈呈过伸或过屈状态，引起颈部一侧肌肉紧张、肌筋强硬，导致局部血液循环障碍。也可由感受风寒，使颈项部充血，局部血液由循环障碍，痹阻经络所致

表现特点　起病突然，晨起即发作，感颈部疼痛，范围多集中在颈部一侧或局部，头颈僵直，活动受限制而呈"斜颈"状，一旦转向健侧，则疼痛加剧，检查时局部有压痛，但无红肿

治疗方法
- 局部热敷，可用热毛巾敷患处，每天多敷几次，效果较好
- 按摩、推拿局部痛点，同时配合慢慢活动
- 贴伤湿止痛膏，必要时针灸，效果较好
- 落枕一般不需要特殊治疗，数天后疼痛会自行消失，若在局部喷涂活血化瘀的药物，如活络油、正红花油后，进行适当推拿、按摩，可加快症状消失，以利康复

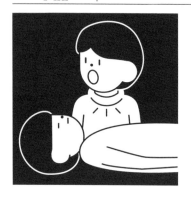

原因

由于大脑一过性、广泛性供血不足，引起大脑皮质高度抑制而突然出现的短暂性意识丧失，一般在 1 分钟内可自行恢复。引起晕厥的原因多种多样，创伤、出血、疲劳、饥饿、高温、空气污染、心脑血管疾病以及多种情感因素，如惊吓、恐惧、兴奋等都有可能导致晕厥

表现特点 先感到头晕、眼花、软弱无力、眼前冒金星、面色苍白、额前出冷汗，随后昏倒失去知觉

治疗方法
- 立即解开衣领，取平卧位或头低脚高位，以增加脑血流灌注
- 按压或针刺人中、百会等穴，并注意环境空气流通与保暖
- 对无器质性疾病引起的晕厥，意识恢复后可给一些热糖水，充分休息后慢慢坐起
- 倘若意识丧失时间较长，则应尽早呼救或送医院急诊科救治

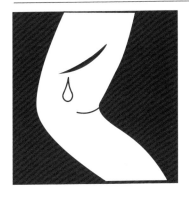

概念

损伤指外环境中各类致伤因素引起的人体组织、器官解剖结构破坏和生理功能紊乱，通常分为机械性损伤、物理性损伤、化学性损伤和生物性损伤等

现场救护

● 采集受伤史
现场救护者应迅速了解发生了何种意外及损伤的特点，特别要注意重大的伤害，如刺伤、砍伤、交通事故伤、坠落伤、枪弹伤等

● 抢救生命
现场必须优先抢救心搏骤停、窒息、大出血、开放性气胸等特别危急的伤员。对心搏骤停和窒息者，应立即实施 BLS；用压迫止血法控制大出血伤口；紧急处理开放性气胸者的呼吸紊乱，快速封闭开放性伤口，行气胸穿刺减压

- 出血的急救处理
  止血局部压迫止血法：当发生出血后，首先用身边伸手能够拿到的东西如手帕、纱布、毛巾等直接敷在伤口上用力压住，等出血稍微稳定后，再用绷带裹紧，将患处放在比心脏高的位置。在紧急情况下，可以用身边的物品替代止血带

关于止血带：

| 以 5 cm 宽比较合适 | 应绑在伤口的近心端 | 一定要压迫动脉 | 在结扣中插上木棒旋转固定 |

- 包扎伤口
  颅脑、胸部、腹部等处的伤口，要用干净敷料进行包扎；肢体出血可用压迫止血法

- 有效固定
  肢体骨折或脱位，可用夹板或代用品或健肢以中心位固定。及时、妥善、有效的固定能减轻疼痛，避免加重创伤和出血，并利于转送

- 安全转送
  现场初步处理后，应争取时间将伤员安全、平稳地转送到已联系好的医院急诊科或配合急救人员用救护车迅速转送伤员。

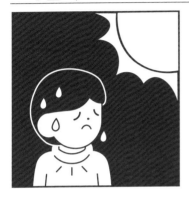

概念

人体处于高温环境中，因机体热平衡功能紊乱而突然发生的，以高热、皮肤干燥、无汗、意识丧失或惊厥等为主要表现的一种急性病

原因

高温环境是引起中暑的主要原因。在烈日的暴晒下或在高温、高湿的环境中长时间从事繁重的体力劳动或剧烈运动，且无有效的防暑降温措施，常易发生中暑

中暑先兆

症状

大量出汗、口渴，轻微头痛、头晕、心悸、胸闷、倦怠、烦躁、注意力不集中，体温轻度升高（低于 38 ℃），脉搏加快

治疗方法

迅速帮助患者脱离高温现场，安置在通风阴凉处休息，补充水和电解质，短时间内即可恢复

轻度中暑

症状

- 面色潮红、皮肤灼热
- 体温在 38 ℃以上
- 出现恶心、呕吐、多汗、面色苍白、四肢皮肤湿冷、脉搏细速、血压下降等早期周围循环衰竭的表现

治疗方法

- 迅速脱离高温现场，安置在通风阴凉处
- 解开或脱去外衣，取平卧位或头低脚高位
- 反复用冷水擦拭面部、四肢或采取全身物理降温措施，直至体温降到 38 ℃以下
- 缓慢口服含盐冰水或清凉饮料，并可口服人丹、十滴水、藿香正气口服液（丸）等

重度中暑

症状

除具有轻度中暑症状外，同时伴有高热、痉挛、昏厥、昏迷者可诊断为重度中暑

治疗方法

- 维持呼吸道通畅
- 每隔 10 ~ 15 分钟给予一些不含咖啡因的清凉饮料，但呕吐者勿给
- 在阴凉通风处帮助患者脱去衣物，用电扇及冷气降低环境温度，全身可用温凉的湿毛巾擦拭（自来水润湿即可，切勿以酒精或冰水润湿），或将患者放进凉水（非冷水）浴盆里，使其体温（肛温）降到 39 ℃即可，勿使体温剧降成体温过低
- 立即送医治疗

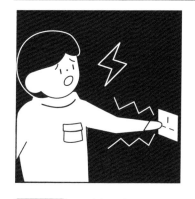

概念

一定量的电流或电能量（静电）通过人体而造成组织损伤和器官功能障碍，甚至引发心搏、呼吸骤停而危及生命

原因

● 违规用电
由于缺乏安全用电知识，违规进行用电操作，如带电操作、违规布线或在电线上挂晒衣服等

● 意外事故
电器漏电、徒手抢救触电者、灾害性（火灾、水灾、暴风雨、地震等）电线断裂或高压电源故障等

现场抢救

● 迅速脱离电源
根据触电现场的情况，采取最快、最好、最安全的方法帮助触电者脱离电源

立即关闭电闸，切断电路

 挑开电线：迅速用干燥木棒、竹竿等绝缘物，将触及触电者的电线挑开，并将挑开的电线妥善处理

 切断电线：用绝缘钳子或干燥带木柄的刀、斧或锄头切断电线，使电流中断，并妥善处理电线断端

 拉开触电者：可用干燥木棒将触电者拨离触电处；或将干燥绝缘的绳索套在触电者身上，将其拉离触电处

● 进行分秒必争的抢救

对于神志清醒、仅感心慌、乏力者，应将其安置在安全、舒适处，密切观察其神志、脉搏、呼吸，并嘱休息数日。对于触电后出现昏迷、呼吸和心搏骤停者，应立即进行 BLS，并拨打"120"急救电话，尽快转送到医院救治

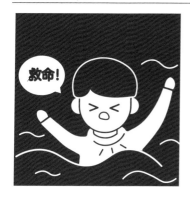

治疗方法

● 迅速清除呼吸道异物
使患者平躺，头向后仰，清除口鼻内异物

● 控水处理
用头低脚高的体位将患者肺内及胃内积水排出，可抱起患者的腰部，使其背向上、头下垂，排出肺、气管和胃内的积水

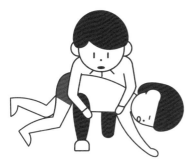

伏膝倒水法

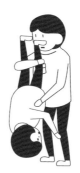

肩背倒立倒水法

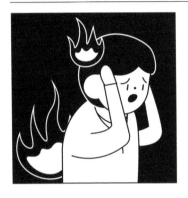

概念

由各种热源、光电、化学腐蚀剂及放射线等所致的始于皮肤，由表及里、极为复杂的一种创伤

热力致伤

治疗方法
- 尽快脱去着火或沸液浸渍的衣服
- 用水将身上的火浇灭或跳入附近浅水池或河沟内
- 迅速卧倒后慢慢在地上滚动，压灭身上火焰
- 用身边不易燃的物品，如大衣、棉被、毯子或泥沙等，迅速覆盖火焰灭火
- 迅速离开密闭和通风不良的现场，以免发生吸入性损伤和窒息
- 将烧伤创面在自来水龙头下淋洗或浸入冷水中，或将冰水浸湿的毛巾、纱垫等敷于创面

化学致伤

治疗方法
- 迅速脱去被化学物质浸渍的衣服
- 立即用大量清水冲洗，最好冲洗 20 ~ 30 分钟

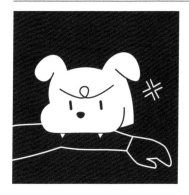

处理要点

- 询问咬伤经过，并询问犬主以了解犬的健康情况和免疫接种史等
- 查看伤口，确定是撕裂伤还是穿透伤，皮肤、肌肉、神经和血管有无损伤等
- 给予被咬者心理安慰与支持
- 严格细致清洁伤口：应立即用肥皂水、清水、盐水和 3% 过氧化氢溶液（双氧水）反复擦洗伤口，消毒后覆盖大块、松软、吸收力强的敷料并进行包扎
- 常规注射破伤风抗毒素
- 应及早接种狂犬病疫苗进行主动免疫
- 若已证实为狂犬所伤，则应接种抗狂犬病血清或狂犬病人免疫球蛋白进行被动免疫

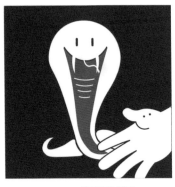

- 绑扎
  于伤口 5 ~ 10 cm 处肢体近心端用止血带或代用物进行绑扎

- 清创排毒
  应争取在咬伤后 20 分钟内，将伤口切开清洗并抽吸毒液
  ①冲洗
  用冷开水、盐水或 3% 过氧化氢溶液（双氧水）或 1：5000 高锰酸钾溶液冲洗伤口
  ②排出毒液
  用针尖刺扎或用小刀以咬痕为中心做"＋"或"＋＋"形切口，使毒液排出
  ③吸毒液
  用注射器或拔罐法负压反复抽吸毒液
  ④湿敷
  彻底排出毒液后，可用 1：5000 呋喃西林溶液湿敷，以利于毒液继续排出

- 安全转运
  若无解蛇毒药物，必须尽早转院，转送途中保持伤口与心脏部位持平，不可高于心脏部位

	毒虫	毒素成分	伤口表现	全身症状	急救处理
	野蜂	神经毒素	红肿、疼痛	发热、乏力，呼吸困难	取出螫针，用碱性溶液冲洗
	毒蝎	神经毒素、溶血毒素	红肿、剧痛、水疱、坏死	寒战、发热、恶心呕吐、抽搐或肌肉强直	用碱性溶液冲洗，可用复方奎宁 0.3 ml 在伤口周围注射
	蜈蚣	神经毒素、溶血毒素	红肿、痒痛，重者坏死	畏寒发热、头痛头晕、恶心呕吐、抽搐昏迷	用碱性溶液冲洗，敷蛇药
	毒蜘蛛	神经毒素	红肿、疼痛、水疱或血疱	恶心呕吐、头痛头晕、发热、腹肌痉挛等	用弱碱性溶液冲洗。封闭周围组织，对症治疗

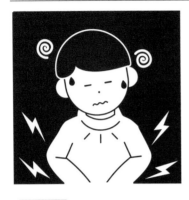

概念

某种物质经过吸收途径进入人体后，使人体正常生理功能发生严重障碍的过程，称为中毒，这种能引起人体中毒的外来物质称为毒物

急性中毒是指一定量的毒物在短时间内突然进入人体引起急性病理变化而出现的临床表现，其特点是起病急骤、症状严重、变化迅速，若不及时救治，可危及生命

治疗方法

● 立即终止接触毒物
清除患者呼吸道分泌物和异物，除去污染衣物，用清水冲洗体表，冲洗时间不得少于 30 分钟，避免用热水冲洗

● 清除尚未吸收的毒物
清除胃肠道尚未吸收的毒物，常用催吐、洗胃、导泻法等

● 消化道中毒且神志清醒者
立即饮温水 300 ～ 500 ml, 然后用手指或压舌板刺激咽后壁或舌根诱发呕吐，如此反复进行

● 安全转运
严重中毒患者经现场处理后，需要转院做进一步诊疗

常见疾病及处置

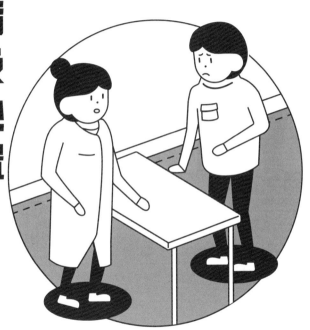

注意安全 及时处置

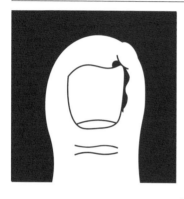

概念

甲沟炎是指（趾）甲两旁甲沟组织由于各种因素导致细菌通过甲旁皮肤的微小破损侵袭至皮下而引起的炎症，通常表现为患处红、肿、疼痛，伴炎性渗出及肉芽组织增生，是一种外科常见疾病，好发于青少年

表现为局部红、肿、热、剧痛，甚至有脓性分泌物流出。致病菌主要是金黄色葡萄球菌

甲沟炎的4个不同阶段

症状表现

- Ⅰ期（红肿期）
  指（趾）甲结构完整，侧甲皱襞红肿，角化增生，无渗液，指（趾）甲边缘可埋至红肿的皱襞中，挤压甲周组织可有疼痛感

- Ⅱ期（炎症期）
  指（趾）有较明显的变形，疼痛持续加重，有血清样或脓性分泌物排出，有时有臭味。有少许肉芽增生，分开甲周组织可显露侧甲缘

- Ⅲ期（肉芽形成期）
  指（趾）甲严重变形，甲板平面低，炎性肉芽肿形成，分开甲周组织不能显露侧甲缘，又称为嵌甲型甲沟炎

- IV期（慢性嵌甲性甲沟炎形成期）
  由于反复多次拔甲，甲面积明显减少，两侧甲周有色素沉积，慢性嵌甲性甲沟炎形成，或出现"螯钳"样趾甲

预防要点

- 穿大小合适、轻便的鞋
- 勤剪趾甲，剪成平直形，不留甲尖，不剪甲沟，脚趾相互挤压时用消毒棉隔开趾缝
- 注意手指的养护，勤擦凡士林或其他护手霜
- 养成良好的卫生习惯，不要随意拔除倒刺
- 指甲不宜剪得过短
- 有微小伤口时，可涂碘伏，用无菌纱布包扎或高锰酸钾溶液浸泡

治疗要点

- 早期保守治疗可大大降低复发率和手术率
- 化脓性甲沟炎：行切开引流，必要时拔甲

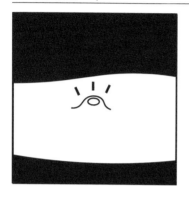

概念

毛囊炎是由感染、物理损伤或化学刺激引起的毛囊炎症，以细菌性毛囊炎最为常见。细菌性毛囊炎常由金黄色葡萄球菌引起，易感因素包括皮肤的浸渍、剃须、拔毛、天气炎热、糖尿病、局部外用糖皮质激素等

诊断

根据典型临床表现，即以毛囊为中心的丘疹、脓疱，周围绕以红晕即可诊断。严重的、复发性、治疗抵抗的患者，可行皮损部脓液涂片、细菌培养和药敏试验确诊

治疗要点

● 单发或散在的毛囊炎常具自限性，多可自愈，无需抗菌治疗

● 局部治疗可外用 2% 莫匹罗星软膏或 2% 夫西地酸乳膏、1% 新霉素软膏、2.5% 碘酊、10% 鱼石脂软膏，每天 2 ~ 3 次，7 ~ 10 天为 1 个疗程

● 毛囊炎多发或复发时，可选用 β - 内酰胺类（青霉素类、头孢菌素类等）、四环素类、大环内酯类或喹诺酮类等药物

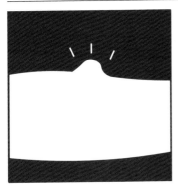

概念

疖是由细菌感染引起的单个毛囊及其周围组织急性化脓性感染，多发及反复发作则称为疖病

诊断

根据临床表现诊断。辅助检查包括血常规、皮损部脓液涂片、细菌培养和药敏试验

临床表现

- 典型表现：毛囊及其周围组织化脓性损害。通常开始为局部红、肿，有坚硬的小结节，逐渐增大，呈圆锥形隆起，数日后，结节中央组织坏死软化，出现黄白色小脓栓，红肿范围扩大，出现疼痛，可有波动感，最后脓栓破溃，溢出脓液，疼痛减轻，炎症渐渐消退。病变单发或多发
- 仅在有毛发的皮肤中发生，常见于面颈部、腋窝、臀部、大腿、会阴部以及易受摩擦和有轻微外伤的部位
- 常无全身症状
- 注意：面部上唇周围和鼻部"危险三角区"的疖，如被挤压或挑破，容易引起化脓性海绵状静脉窦炎，并有头痛、寒战、高热甚至昏迷等症状，严重者可死亡

治疗要点

- 轻症患者以局部治疗为主。早期红肿未破溃的炎性结节可采取局部热敷，红外线、紫外线、超短波照射等治疗，促进皮损成熟、引流恢复；外用 2% 莫匹罗星软膏或 2% 夫西地酸乳膏、2.5% 碘酊、10% 鱼石脂软膏，每天 2 ~ 3 次，7 ~ 10 天为 1 个疗程（已经化脓时不宜使用）。出现脓栓时，可用碘伏点涂脓栓，也可用针尖或小刀将脓栓剔除，但禁忌挤压。出脓后可外敷碘伏湿纱条

- 大且深部有波动感的皮损应及时在局部麻醉下切开引流

- 局部治疗无效者，位于鼻周、外耳道或其他引流困难部位的疖，严重多发的皮损及合并免疫抑制等情况时推荐系统应用抗生素

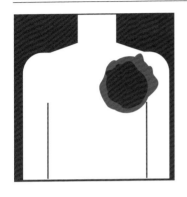

概念

痈是由细菌感染引起的多个相邻的毛囊深在感染，伴有周围和深层结缔组织（包括皮下组织）剧烈炎症的急性化脓性感染，或由相邻的多个疖融合形成。常见于糖尿病、营养不良、心力衰竭、药物成瘾或严重全身性皮肤病、肥胖以及长期应用糖皮质类固醇者

诊断

根据典型的临床表现，结合外周血白细胞计数水平升高进行诊断，必要时行皮损处革兰氏染色、细菌培养及药敏试验协助诊断

临床表现
- 多见于中老年人。典型表现：初起表现为疼痛性红色发硬的肿块，界限不清。可有数个脓栓，直径可达 3 ~ 10 cm，甚至更大。5 ~ 7 天破溃，脓液从多个毛囊孔内排出，破溃口呈蜂窝状，中央部继续坏死、溶解、塌陷，呈"火山口"样，内含脓液和坏死组织，可形成深层溃疡，愈合缓慢并形成瘢痕
- 患者一般状况较差，通常出现高热、畏寒、食欲不振等，易并发全身急性化脓性感染，严重时可因脓毒症或转移性感染而死亡

治疗要点
- 适当休息，加强营养，必要时使用镇痛药
- 早期：仅有红肿时，可用 50% 硫酸镁或 75% 乙醇湿敷
- 手术治疗：痈区中央有皮下坏死、软化时，需要及时行切开引流术，切开引流不宜过早或过迟。术后应换药
- 全身治疗：及时足量使用敏感抗生素

常见伤口的处理

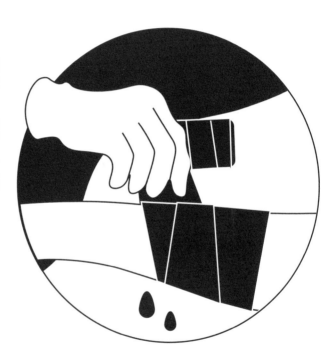

科学安全地处理伤口

几种常见伤口清洗顺序

❶ 清洁伤口

用生理盐水清洗清洁伤口；由上到下，由内向外

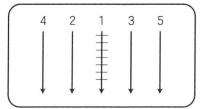

❷ 污染或感染伤口

用碘伏 + 生理盐水清洗污染或感染伤口；由上到下，由外向内

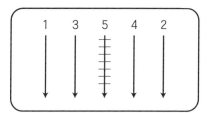

❸ 不规则形状伤口

按箭头所示方向清洗

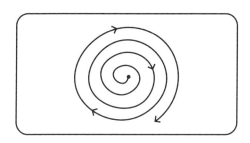

常见伤口的处理

❶ 清洁伤口

碘伏消毒；对于清洁、新生肉芽创面，可加用凡士林纱布覆盖以减轻换药时患者的痛苦，并减少组织液渗出、丢失

❷ 对于有皮肤缺损的伤口

缺损区用生理盐水反复冲洗，周围可用碘伏常规消毒；消毒后，用生理盐水纱布或凡士林纱布覆盖

❸ 污染或感染伤口

处理原则是引流排脓，必要时拆开缝线，扩大伤口，彻底引流。一般伤口内用过氧化氢溶液和生理盐水反复冲洗，有坏死组织的应给予清创，也可将抗生素纱布填塞于伤口内，伤口周围用碘伏消毒两遍再用酒精脱碘消毒三遍。感染伤口要每天换药一次。及时清除伤口内的异物、坏死组织、脓液，选择恰当引流物，确保引流通畅。化脓伤口换药时，一定要仔细擦掉伤口处的脓苔，不能因为患者疼痛而不触碰伤口，脓苔除去后应有少量血液渗出，这样才有助于伤口愈合

灾难救护

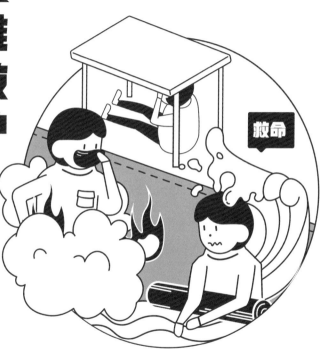

注意安全 及时救护

常见灾难的特点

地震
骨折、挤压伤和烧伤

交通事故
损伤头部和四肢，包括软组织挫伤、骨折和内脏伤

水灾
淹溺、眼病、皮肤病、急性胃肠炎等

火灾
烧伤、一氧化碳急性中毒、挤压伤、骨折等

暴风、龙卷风
骨折、软组织挫伤、内脏伤等

灾难的处理原则

灾难处理应急预案

建立应急组织，制定应急预案及可预见的急救细则

灾难现场救护原则

1 快速评估伤情

用"视""听""感"判定伤员呼吸、心搏是否停止，同时要细心观察伤员的头部、胸腹、脊柱、四肢有无损伤，有无大出血、骨折等

2 对现场伤员进行急救标记

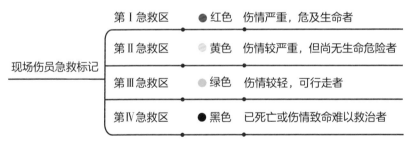

现场伤员急救标记

第 I 急救区	● 红色	伤情严重，危及生命者
第 II 急救区	● 黄色	伤情较严重，但尚无生命危险者
第 III 急救区	● 绿色	伤情较轻，可行走者
第 IV 急救区	● 黑色	已死亡或伤情致命难以救治者

3 实施现场救护

根据不同伤情，针对性进行急救处理，如对呼吸、心搏停止者采用基础生命支持（BLS），对出血、骨折者进行止血、包扎、固定等

4 安全转运

如何应对洪水

遇到洪水时最先采取的措施是迅速登上牢固的高凸处避险，而后要与救援部门取得联系，同时注意收集各种漂浮物，如木盆、木桶等都不失为逃离险境的好工具

避难所一般应选择在距家最近、地势较高、交通较为方便处，并有上下水设施，卫生条件较好

将衣被等御寒物放至高处保存；将不便携带的贵重物品做防水捆扎处理后埋入地下或放置于高处，票款、首饰等物品可缝在衣物中

扎制木排，并将木盆、木桶等漂浮物加工为求生设备以备急需

准备好医药、取火等物品；保存好各种尚能使用的通信设备，与外界保持良好的通信

如何避雷

家庭避雷方法

- 关闭门窗
- 将室内家用电器的电源切断
- 不要接触煤气管道、自来水管道以及各种带电装置
- 不宜在雷电交加时用喷头洗澡

户外避雷方法

- 不要停留在高楼平台上，在户外空旷处不宜进入孤立的棚屋、岗亭等
- 远离建筑物外露的水管、煤气管等金属物体及电力设备
- 不宜在大树下躲避雷雨
- 如头、颈、手处有蚂蚁爬走感，头发竖起，说明将发生雷击，应赶快趴在地上，并取下身上佩戴的金属物品及饰品，如发卡、项链等
- 寻找干燥的绝缘物放在地上，并将双脚合拢坐在上面
- 躲避雷雨时，胸口紧贴膝盖，尽量低下头
- 在户外看见闪电几秒钟后就听见雷声时，应停止行走，双脚并拢立即下蹲，不要与人拉在一起
- 不宜快速骑摩托车、自行车和在雨中奔跑
- 如看到高压线遭雷击断裂，不要跑动，应立刻双脚并拢，跳离现场

有人遭雷击怎么办

- 首先是进行口对口人工呼吸
- 其次应进行胸外按压，并迅速通知医院进行抢救处理
- 如果伤者遭受雷击后衣服着火，此时应马上让伤者躺下，以使火焰不致烧伤面部，或向伤者身上泼水，或者用厚外衣、毯子等裹住伤者，以扑灭火焰

如何避震

教室

在教师指挥下抱头、闭眼，尽量蜷曲身体，迅速躲在各自的课桌下

行驶的车内

- 应抓牢扶手
- 降低重心，躲在座位附近
- 地震停止后再下车

户外

就地选择开阔地蹲下或趴下，不要乱跑，避开人多的地方

剧院、体育馆等

就地蹲下或趴在排椅下，用随身携带的物品挡在头上

如何避震

家中

- 抓紧时间紧急避险
  如果感觉晃动很轻，躲在坚实的家具底下即可，大地震从开始振动到结束，一般会持续十几秒到几十秒，因此抓紧时间进行避震最为关键，不要耽误时间

- 选择合适的避震空间
  室内较安全的避震空间：承重墙墙根、墙角；有水管和暖气管道等处
  最不利避震的场所：没有支撑物的床上；吊顶、吊灯下；周围无支撑的地板上；玻璃（包括镜子）和大窗户旁

- 做好自我保护
  选择好躲避处后应蹲下或坐下，脸朝下，额头枕在两臂上，抓住桌腿等身边牢固的物体，保护头、颈、眼睛、口、鼻等部位

强震过后如何自救

- 可将耳朵靠墙，听是否有幸存者声音
- 伤者应暴露头部，保持呼吸道通畅，如发生窒息，立即进行人工呼吸
- 一旦被埋压，设法用砖头、木棍等加固环境
- 地震是一瞬间发生的，任何人都应先保护自己，再展开救助，先救易，后救难；先救近，后救远

地震自救十大误区

症状	误区	正确措施
头部外伤	仰起头或堵住出血口止住血流	紧急呼叫救援
胸部有锐利物刺入	将锐器拔出	简单用布条（紧急情况时可用衣服等代替）轻轻束缚住锐器刺入部位，避免剧烈活动，等待或寻求救援
肠子外露	用手托住脱出的肠子往腹腔里塞	紧急呼叫救援
近肢端动脉出血	在出血点就近部位包扎	应选择过膝、过肘的绑扎点进行包扎
皮肤破损出血	用泥土糊	按照外伤急救原则处理
骨折后（被砸后）	避免活动被砸部位	用木棍之类的物品夹住骨折部位，再用绳或布条缠紧，起到固定的作用，等待救援
遇有害气体泄漏	顺风躲避	逆风躲避
自救时呼救	盲目大喊大叫	用手边的金属物进行敲击，或通过发光的亮片反射光引起救援人员注意

症状	误区	正确措施
长时间掩埋后获救	将颈椎突然后仰过深，呈"鼻颌位"	用手扶住颈部，慢慢仰头，慢慢换气
被困时呼吸	快而浅	采取慢而缓的呼吸方式

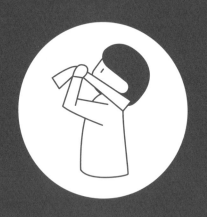

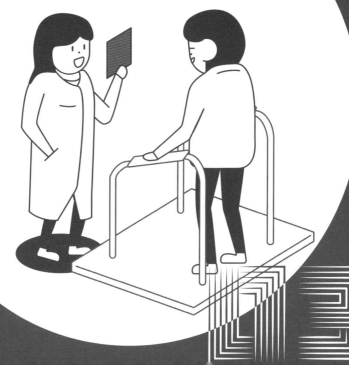
中医康复适宜技术

基层社区

颈椎病

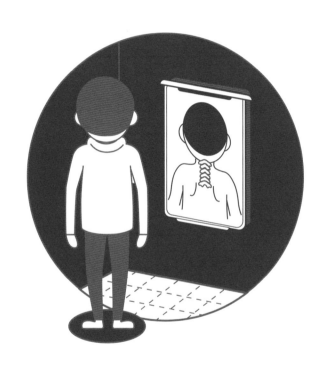

颈椎病

定义：

颈椎病主要是因颈椎间盘退变引起颈椎骨关节、软骨及其周围韧带、肌肉、筋膜等损伤及其继发性改变，如关节增生、椎间隙变窄等，刺激或压迫了神经根、脊髓、椎动脉、交感神经及其周围组织而引起的具有一系列复杂症状的综合征。病理分型可分为颈型、神经根型、脊髓型、椎动脉型、交感神经型、混合型

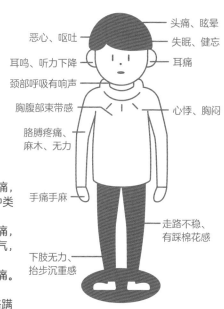

头痛、眩晕
失眠、健忘
恶心、呕吐
耳痛
耳鸣、听力下降
颈部呼吸有响声
胸腹部束带感
心悸、胸闷
胳膊疼痛、麻木、无力
手痛手麻
走路不稳、有踩棉花感
下肢无力、抬步沉重感

临床表现：

- 颈型：特征是颈部僵硬，不舒服，疼痛，活动不灵活。该型也是最常见的一种类型
- 神经根型：双手感觉不适，麻木疼痛，握力减弱，有时连拿杯子都没有力气，病情严重者整晚疼痛难以入睡
- 椎动脉型：偏头痛、头晕或胸闷、胸痛。每次病情发作都和颈项转动有关
- 脊髓型：双脚或双手没有力气，走路蹒跚，即拖步走，容易跌倒，身体有被捆住的感觉。此型在早期不易被发现，当出现颈部和手臂剧烈疼痛前去就医时才被发现
- 交感神经型：出现眼球胀痛、畏光、耳鸣、喉部有异物感等五官症状。此外，还会出现偏头痛、面部灼热，身体、手脚发凉，多汗，或者半边身体流汗等症状

颈椎病的中医康复适宜技术

⬤ 针刺

针刺取穴原则以局部取穴与循经取穴相结合为主，并配合辨证结果选用相应穴位。以风池、大椎、肩井、天宗、列缺、中渚、后溪为主穴，每次选用 3 ～ 4 个穴位。再根据颈椎病病理分型、辨证结果、循经部位分别选穴

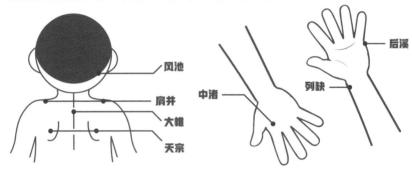

- 分型针刺：根据颈椎病的分型，选用不同穴位。神经根型可配患侧大杼、肩髃、天宗、臂臑、三间、外关、养老等穴；椎动脉型可配太阳、头维、百会、四神聪、内关、三阴交、太冲、足三里等穴；交感神经型可配太阳、睛明、球后、翳风、内关、足三里、三阴交、交信、阴交等穴
- 辨证针刺：寒湿痹阻型加风府、风池、合谷、曲池；痰瘀阻络型加丰隆、血海、膈俞，温灸脾俞、胃俞；气血不足者加肺俞，温灸手三里、足三里、脾俞；肝肾不足者加大杼，温灸肾俞
- 循经针刺：根据症状表现所在经络进行选穴。手阳明经选用三间、曲池；手太阴经选用列缺、尺泽；手太阳经选用养老、小海、后溪；手少阴经选用神门、少海；手少阳经选用中渚、天井；手厥阴经选用大陵、曲泽；督脉选用大椎、至阳、后溪

● 推拿

推拿手法治疗分为两部分，其一为舒筋解痉类手法，其二为整复松粘类矫正手法。舒筋解痉类手法包括拿揉法、滚推法、点按法、推分法，该类手法以放松类手法为主，适用于除脊髓严重受压的脊髓型颈椎病外的所有类型颈椎病。整复松粘类矫正手法包括椎间关节推板松解法、抖动肩关节法、仰卧手牵旋转法、端提旋颈法，可根据患者病情、年龄、体质酌情选用

● 中药内服外敷法

- 中药内服：用经验方颈舒汤为基础方（粉葛、当归、桂枝、黄芪、炒白术、白芍、茯苓、狗脊、全蝎、炙甘草）进行随证加减治疗。寒湿痹阻型加羌活、独活、汉防己；痰瘀阻络型加法半夏、陈皮、红花、丹参；气血不足者加党参、熟地；肝肾不足者加山药、山茱萸；偏于阴虚者加龟板、菟丝子、女贞子；偏于阳虚者加鹿角胶、肉桂、肉苁蓉。水煎煮 3 次，取汁合用，早、中、晚各服 1 次，每日 1 剂，5 ～ 10 剂为 1 个疗程，每个疗程间隔 2 日，一般内服 2 ～ 3 个疗程
- 中药外敷：适用于神经根型颈椎病。用防风、狗脊、土鳖虫、红花、泽兰、木香、三棱等制成活血、消炎、止痛膏药，在颈项部、肩背部及上肢疼痛较甚处贴敷12 ～ 24 小时，每日或隔日更换 1 次。贴敷疗法连续使用不超过 10 次。皮肤过敏者慎用

颈椎病的康复保健

饮食：
- 戒烟限酒
- 饮食应营养丰富、清淡、易消化，忌油腻厚味之品
- 体寒者，宜进温热性的食物，忌生冷
- 多食核桃、山茱萸、黑芝麻等补肾之物，忌食竹笋、牛肉、韭菜
- 注意观察外用药物有无过敏、起水疱等不良反应

生活：

- 颈痛可防可治，不必恐惧
- 改正不良姿势。睡觉时不可趴着睡，仰睡或侧睡均可，枕头高度以一拳头高为宜，不可过硬；在洗脸、刷牙、饮水、写字时，避免颈部过伸过屈活动，保证良好的姿势
- 在发病期间，应停止某些过度活动颈椎的活动，如擦高处玻璃、打球，避免头颈负重物，开车时不要紧急刹车等
- 减少劳损，每低头或仰头 1~2 小时，则需要活动颈部 1 次，以减轻肌肉的紧张度
- 防风寒、潮湿，避免午夜、凌晨洗澡或受风寒袭击，注意颈部保暖
- 注意保持良好的心情，保证充足的睡眠；注意劳逸结合，避免劳累
- 注意锻炼，在允许的情况下可做头部的运动，包括前屈后仰、左右旋、左右侧屈、绕旋等，重点是做头后仰和左右旋。每日进行 3~4 次，每次 15 分钟。动作要缓慢平稳，以不引起明显疼痛为度，如出现头晕、心慌应停止。此法有保健及辅助治疗作用

针对性护理：

- 由颈椎病变引起者，睡眠时要选用合适的枕头，避免长期低头工作，要注意颈部保暖，缓解期要加强颈部功能训练
- 由高血压、动脉硬化引起者，要经常测量血压，保持血压稳定，饮食宜清淡，情绪要稳定。此外，可局部按摩以通经活络、疏通血脉止痛
- 由贫血引起者，应适当增加营养，可应用食物疗法及辅助药物治疗
- 由失眠引起者，采用中药治疗可取得理想的疗效
- 伴随恶心、呕吐等自主神经功能紊乱症状时，应取侧卧位，及时清除呕吐物，并给予温水漱口。若呕吐剧烈，暂禁食，呕吐停止后可进流质饮食或软食。服药宜少量、多次服用

颈椎病的康复训练

颈椎牵伸训练

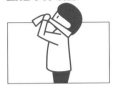 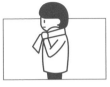

方法:
每组30个,每天做6组。具体训练强度因人而异,在自己能承受的最大范围即可

颈椎活动度训练

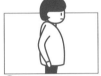 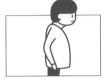 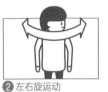

❶ 前屈后仰运动

❷ 左右旋运动

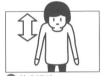 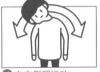

❸ 耸肩运动

❹ 左右侧屈运动

❺ 低头运动

❻ 颈后按摩

颈椎力量训练

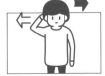 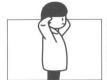 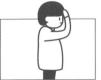

腰痛

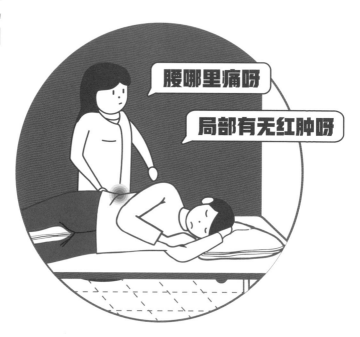

腰痛

定义：

腰痛是指以腰部疼痛为主要症状的一种病症，多见于腰部软组织损伤、肌肉风湿、腰椎病变、椎间盘病变、内脏病变等

临床表现：

表现为腰部疼痛，重则影响腰部活动功能，疼痛延及下肢。受寒、久坐、劳累时症状加重

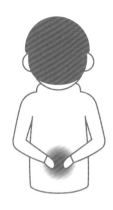

中医分型：

- 寒湿腰痛
  腰部冷痛重着，转侧不利，逐渐加重，静卧病痛不减，寒冷和阴雨天则加重
- 湿热腰痛
  腰部疼痛，重着而热，暑湿阴雨天症状加重，活动后或可减轻，身体困重，小便短赤
- 瘀血腰痛
  腰痛如刺，痛有定处，痛处拒按，日轻夜重，轻者俯仰不便，重则不能转侧。部分患者有跌仆闪挫病史
- 肾虚腰痛
  肾阴虚：腰部隐隐作痛，酸软无力，缠绵不愈，心烦少寐，口燥咽干，面色潮红，手足心热
  肾阳虚：腰部隐隐作痛，酸软无力，缠绵不愈，局部发凉，喜温喜按，遇劳更甚，卧则减轻，常反复发作，少腹拘急，面色㿠白，肢冷畏寒

腰痛的中医康复适宜技术

● 针灸疗法

- 主要取穴：肾俞、腰阳关、委中
- 寒湿配穴：大肠俞、关元俞
- 肾阳虚配穴：命门、腰眼
- 肾阴虚配穴：志室、太溪
- 瘀血配穴：水沟、腰痛穴、阿是穴

方法：取穴以督脉、足太阳经穴为主。行气止痛，舒筋活络。寒湿痛，针刺用补法；肾虚痛，针刺用补法；瘀血痛，针刺用泻法。主穴直刺 1.0～1.5 寸，留针 20～30 分钟，隔日 1 次，10 次为 1 个疗程

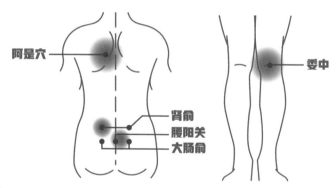

阿是穴

委中

肾俞
腰阳关
大肠俞

● 中药内服疗法

- 寒湿腰痛
  治法：散寒行湿，温经通络。代表方：甘姜苓术汤加减
- 湿热腰痛
  治法：清热利湿，舒筋止痛。代表方：四妙丸加减

- 瘀血腰痛
  治法：活血化瘀，通络止痛。代表方：身痛逐瘀汤加减
- 肾虚腰痛（肾阴虚）
  治法：滋补肾阴，濡养筋脉。代表方：左归丸加减
- 肾虚腰痛（肾阳虚）
  治法：补肾壮阳，温煦经脉。代表方：右归丸加减

拔罐疗法

取穴：肾俞、大肠俞、委中、阿是穴
治疗时间不应过长，以 10 分钟左右为宜，隔日 1 次，10 次为 1 个疗程

刺络放血疗法

皮肤针叩刺阿是穴或委中后，拔罐放血。该疗法适用于瘀血腰痛

耳针疗法

取患侧腰骶椎、肾、神门。毫针刺并嘱患者活动腰部，或用揿针埋穴，或用王不留行籽贴压

推拿疗法

- 急性期：手法宜轻柔和缓，避免力度过大而加重病情。以舒筋解挛、温养筋脉手法为主，辅以行气止痛手法。重点施治于痉挛板结及相关经穴处
  主要手法：滚法、揉法、拿法、分筋、点穴、理筋
- 慢性期（静止期）：以温养经脉、活血通络手法为主，辅以松解粘连手法。重点施治于粘连组织

腰痛导致的放射性腿痛

坐骨神经痛最常见的原因是腰椎间盘突出

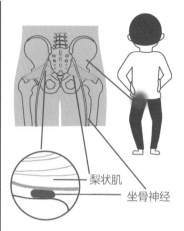

坐骨神经

疼痛区域
（蓝色）

椎间盘突出

椎间盘突出　神经根

梨状肌

坐骨神经

病因：腰椎间盘突出压迫坐骨神经根　　**病因：梨状肌卡压坐骨神经干**

生活：

- 积极治疗腰椎间盘突出等相关疾病
- 保持大便通畅，预防感冒，防止用力排便、咳嗽、打喷嚏等，以免加重疼痛
- 坚持温和的体育锻炼，运动前充分热身，避免运动损伤
- 卧床休息，急性期卧硬板床，疼痛缓解后可适当进行相关的康复训练
- 尽量避免睡太软的床，注意下肢保暖，疼痛部位热敷，防烫伤

- 急性期疼痛时可采取健侧卧位，在两膝之间垫一个枕头；平卧位时，可在腘窝下垫一个枕头，使膝关节稍微弯曲，从而减轻疼痛

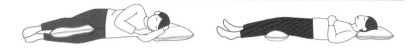

- 如果进行重体力劳动，可佩戴护腰，避免腰部频繁弯曲
- 避免长时间久坐，保持正确的坐姿
- 避免直腿弯腰取物，加强腰部灵活度及耐力的锻炼

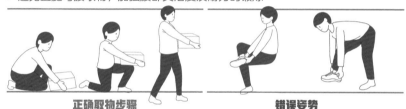

正确取物步骤　　　　　　　　　　**错误姿势**

腰痛的康复保健

饮食:
- 饮食宜营养丰富,以补肾、补钙壮骨为原则,忌食生冷、辛辣、滋腻之品
- 多食用含钙量高的食物,如牛奶、奶制品、虾皮、海带、芝麻酱等
- 可食牛羊骨髓,以充养精骨,忌烟酒,忌竹笋、牛肉、韭菜、豆腐等食物

生活:
- 注意休息,宜睡硬板床,保持良好心情,保证充足睡眠
- 注意腰背部保暖,避免因受风寒湿冷的刺激而诱发腰痛
- 护腰不可长期使用,可通过功能锻炼来加强腰背肌力量,以免肌肉退化、萎缩
- 腰部不可过度负重,取物时应避免大幅度地弯腰和旋转

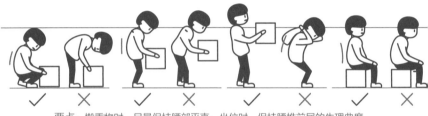

要点: 搬重物时,尽量保持腰部平直;坐位时,保持腰椎前屈的生理曲度

疼痛时的应急处理措施:
- 卧硬板床休息
- 用护腰固定,限制腰部活动
- 遵医嘱采用适当热敷、理疗、腰椎推拿、牵引等方法进行治疗
- 遵医嘱应用镇痛药物缓解症状

腰痛的康复训练
桥式运动

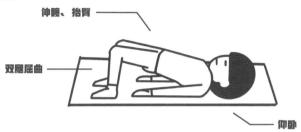

伸髋、抬臀

双腿屈曲

仰卧

方法：
仰卧，双腿屈曲，然后伸髋、抬臀，保持15秒后慢慢放下，共做10组

平板支撑

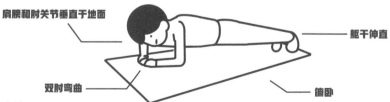

肩膀和肘关节垂直于地面

躯干伸直

双肘弯曲

俯卧

方法：
俯卧，双肘弯曲支撑在地面上，肩膀和肘关节垂直于地面，双脚踩地，身体离开地面，躯干伸直，头部、肩部、胯部和踝部保持在同一平面，保持均匀呼吸。保持60秒为1组，每次训练4组，两组之间间歇时间不超过20秒

肩周炎

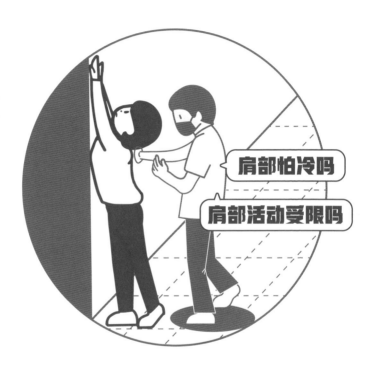

肩部怕冷吗

肩部活动受限吗

肩周炎

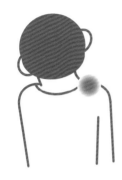

定义:

肩周炎是肩关节周围肌肉、韧带、肌腱、滑囊、关节囊等软组织病变引起的肩关节疼痛和运动受限的综合征

临床表现:

- 肩关节疼痛,压痛点主要在肱二头肌长头肌腱沟、三角肌、肩峰下滑囊、喙突、冈上肌、冈下肌附着点等处
- 肩关节活动度降低,可伴肩周肌肉萎缩

肩周炎的中医康复适宜技术

针刺疗法选穴:

肩井、天宗、肩髎、肩贞、手三里、曲池、外关、合谷等

推拿治疗步骤:

❶ 患者取坐位,用揉法、拿法及掌揉法按揉肩前、肩峰及肩后5分钟

❷ 依次点按弹拨肩井、天宗、秉风、肩中俞、肩贞、肩髃

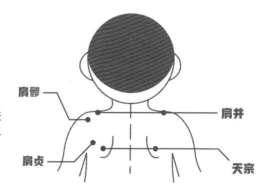

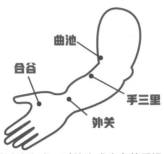

曲池

合谷

手三里

外关

　　各穴 5 分钟，以感酸胀为度，对粘连或痛点着重操作，以解痉止痛，剥离粘连

❸ 摇法摇肩，刺激肩关节周围肌肉代偿，恢复关节活动度

❹ 从肩部到前臂反复上下搓动 3 ～ 5 遍，以放松肩臂，舒筋活血

其他治疗方法：

热毛巾热敷、拔罐、艾灸等。

肩周炎的康复保健

饮食：

● 宜进营养丰富、清淡、易消化及含钙量高的食物，如牛奶、虾皮、海带等

● 可服调理气血、舒筋活络之品，忌生冷、辛辣、肥腻，忌烟酒

● 要加强营养，可适当多吃具有补益肝肾、滋养经脉的食物，做到合理搭配

生活：

● 消除恐惧，肩周炎可防可治，树立战胜疾病的信心

● 注意肩关节局部保暖，避免受风，避免久居潮湿之地，避免劳累

● 要加强身体各关节的活动，多进行户外锻炼，活动锻炼应以持之以恒、循序渐进、量力而行为原则

肩周炎的康复训练

肩周炎非急性发作期，以坚持锻炼，改善肩关节活动功能为原则

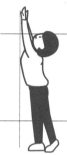

❶ 爬墙运动

方法：
站立，面向墙，患肢食指和中指在墙上逐渐向上爬行，直至感到疼痛而不能继续向上为止。每次锻炼15分钟，每日2～3次

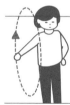

❷ 肩关节环转运动

方法：
站立，尽量抬高患肢，患肩做大范围的画圈运动。每次锻炼15分钟，每日2～3次

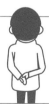

❸ 背后拉手

方法：
站立，双上肢置于背后，用健侧上肢向上向内拉动患侧上肢。每次锻炼15分钟，每日2～3次

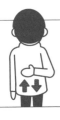

❹ 后背摸棘

方法：

站立，在患侧上肢内旋并向后伸的姿势下，屈肘屈腕。患侧中指指腹触摸脊柱棘突，从下逐渐往上摸，直到与健侧手摸背高度一致为止

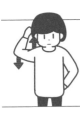

❺ "梳头"动作

方法：

患肢由前额、头顶向枕后、耳后绕头一圈，如同做梳头动作，每次做20下，每日2～3次

面瘫

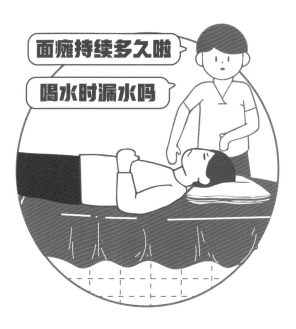

面瘫

定义：

面瘫是以口眼歪斜、眼睑闭合不全为主的一类病症

临床表现：

患侧面部肌肉板滞、麻木，额纹消失，露睛流泪，不能皱眉，口角歪向健侧，部分患者兼有耳后疼痛

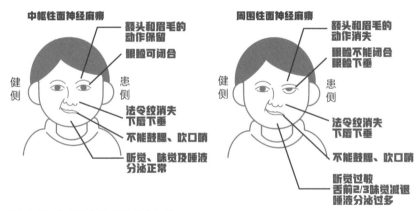

面瘫的中医康复适宜技术

针刺疗法选穴：

阳白、四白、太阳、颊车、地仓、合谷、太冲等

刺络拔罐：

用梅花针叩刺阳白、颧髎、地仓、颊车，以局部潮红为度，每日或隔日1次，适用于面瘫恢复期

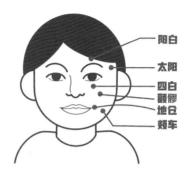

阳白
太阳
四白
颧髎
地仓
颊车

推拿疗法：

① 枕额肌，用拇指或食指指腹沿着枕额肌额腹方向，从眉弓向头顶部按揉
② 眼轮匝肌，闭眼后轮刮眼眶
③ 提上唇肌，在患侧的上口轮匝肌向鼻翼旁及颧部按揉，后沿鼻唇沟及口角向上部按揉
④ 颧肌，由口角旁向颧骨方向按揉
⑤ 口轮匝肌，上口轮匝肌用食指或沿患侧口角向人中沟方向双向按揉，下口轮匝肌用食指沿患侧口角向中心方向双向按揉，下唇方肌用拇指指腹从口角下方向内侧及下侧轻轻按揉推拉，有助于下唇方肌功能恢复

穴位贴敷：

选太阳、阳白、颧髎、地仓、颊车，取马钱子粉末0.3～0.6 g置胶布上，贴敷于穴位上，每5～7日换药1次。或用蓖麻子捣烂加少许麝香，取绿豆粒大一团，贴敷于穴位上，每3～5日换药1次。或用白附子研细末，加少许冰片做成面饼，贴敷于穴位上，每日1次。适用于面瘫后期或顽固性面瘫

面瘫的康复保健

饮食：

- 饮食结构要合理，以低盐、低脂、低胆固醇饮食为宜，适当多食豆制品、蔬菜和水果，戒除吸烟、酗酒等不良习惯。每周至少吃3次鱼。应定时定量，少量多餐，每日4餐，晚餐宜清淡、易消化，不宜过饱，忌食辛辣、刺激之品。昏迷和吞咽困难者，可采用鼻饲，以保持稳定的营养供给
- 患有高血压者，应采取低盐饮食（每日盐摄入量控制在 5 g 以下）
- 患有高脂血症者，应采取低脂、低糖饮食，以牛奶、鸡蛋、鱼类、豆制品等食物为主，多吃南瓜、冬瓜、香菇、黑木耳等，避免吃肥肉、动物内脏、家禽皮，少吃动物油脂
- 患有糖尿病的患者，严格控制饮食，并采取低糖饮食

生活：

- 生活起居有序，保证睡眠充足，避免过度劳累，随天气变化增减衣被，注意保暖
- 保持大便通畅，避免过度用力，以免诱发脑出血
- 根据自身情况，适当进行锻炼，加强肢体功能活动，可进行散步、打太极拳、慢跑、打球、骑自行车、下棋等活动
- 如出现头晕、肢体麻木、眼前突然发黑、不明原因的摔倒、说话吐词不清、呵欠不断等异常表现时，应及时到医院就诊，进行 CT、磁共振等检查
- 早晨醒来后应卧床几分钟再起床，不要醒后立即坐起
- 保持心情舒畅，避免情绪过激，不要突然回头或深低头

面瘫的康复训练

抬眉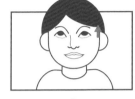

闭眼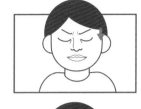

耸鼻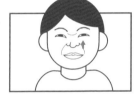

示齿

努嘴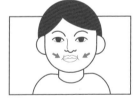

鼓腮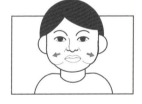

方法：
主要进行抬眉、闭眼、耸鼻、示齿、努嘴、鼓腮等表情肌康复训练。每个动作训练
10～20下，每日2～3次，直至康复为止

中风

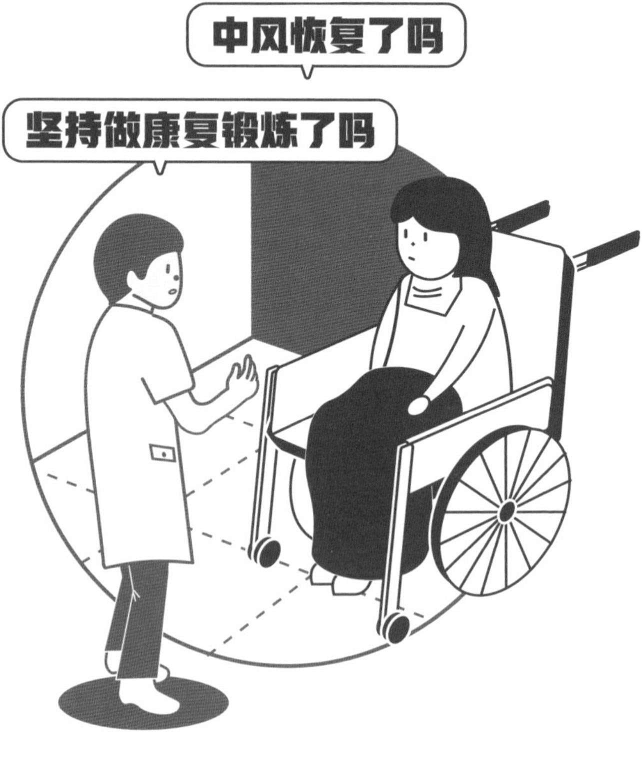

中风

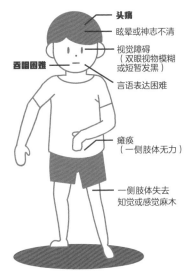

头痛

眩晕或神志不清

视觉障碍
（双眼视物模糊
或短暂发黑）

吞咽困难

言语表达困难

瘫痪
（一侧肢体无力）

一侧肢体失去
知觉或感觉麻木

定义：

中风即脑卒中，是由多种原因导致脑血管受损，产生局灶性或整体脑组织损伤的疾病

临床表现：

猝然昏倒，不省人事，伴发口角歪斜、语言不利而出现半身不遂

中风的中医康复适宜技术

● 针刺

①体针取穴

主穴：分两组。甲组：内关、水沟、极泉、委中、三阴交、尺泽。乙组：肩髃、曲池、外关、合谷、环跳、阳陵泉、足三里、太冲、悬钟

配穴：分两组。甲组：吞咽困难加风池、翳风；手指不能屈曲加合谷；失语加金津、玉液。乙组：肢瘫加肩贞、后溪、风市、秩边、昆仑、丰隆；面瘫加颊车、地仓；失语加哑门、廉泉

②头针取穴

主穴：运动区、感觉区

配穴：晕听区、足运感区、言语二区

- 推拿

  头部：感觉区、运动区、足运感区、言语区、百会。上肢：合谷、手三里、曲池、外关、养老、少海、肩贞、肩髃。下肢：足三里、丰隆、悬钟、殷门、委中、环跳。腹部：气海、关元、神阙。背部：大椎。

- 中药熏洗

  中风恢复期患者若出现患侧手指增粗或发亮，手掌皮肤粗糙、变厚，中医称之为"手胀"。可采用经验方"复元通络液"局部熏洗。药物组成：川乌 9 g，草乌 9 g，当归 15 g，川芎 15 g，红花 15 g，桑枝 15 g，络石藤 30 g。以上药物煎汤取 1000 ～ 2000 ml，煎煮后趁热以其蒸汽熏蒸患侧手部，待药液凉温后，洗、敷胀大的手部及患侧肢体，每日 2 次

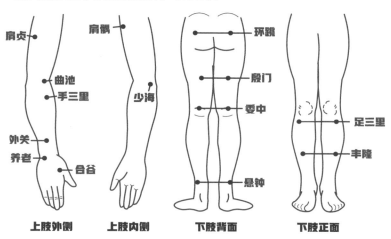

肩贞　肩髃　环跳
曲池　殷门
手三里　少海　委中
外关　足三里
养老　悬钟　丰隆
合谷

上肢外侧　　**上肢内侧**　　**下肢背面**　　**下肢正面**

中风的康复训练

● 从床或地板上站起来（需要看护者的情况下）患侧为图示中的蓝色区域

注意：在被子或垫子上，由于不稳，容易发生看护者和患者一起跌倒的现象，因此尽量不要在被子或垫子上进行康复训练

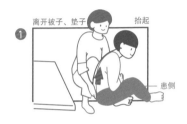

要点：患者将健侧腿放在患侧腿下方，看护者在患者健侧，下蹲

小窍门：看护者抓住患者腰带，会更容易发力

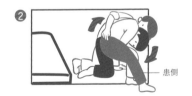

要点：患者缓慢转腰，将身体转到前面。看护者为了使患者健侧的膝盖承重，需要将患者引导到自己一旁

小窍门：配合患者的转体，看护者可以将患者的腰部向逆时针方向旋转，这样容易起身

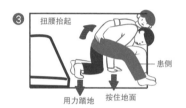

❸ 扭腰抬起

患侧

用力踏地　按住地面

要点：为了让患者的手脚撑在地面上，看护者可以稍微抬起患者的腰部

小窍门：患者健侧脚尖立起，便于用力

要领：患者健侧的手、膝盖以及患侧的脚三点，正好成一三角形，这样最稳定

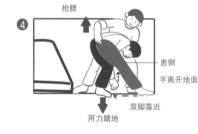

❹ 抬腰

患侧

手离开地面

用力踏地　双脚靠近

要点：看护者帮助患者抬腰，以方便患者伸直双腿，为了防止患者跌倒，看护者可用一只手撑住患者的肩膀或者前胸

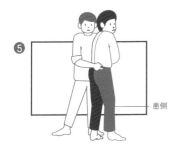

⑤   患侧

要点：患者缓慢伸直后背，站直，注意不要向后倒，用健侧带动患侧移动

🔵 扶着椅子站起来（没有看护者的情况下） 患侧为图示中的蓝色区域

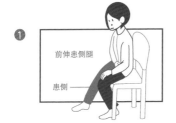

① 前伸患侧腿

患侧

要点：前面最好有可依靠物，健侧腿向后伸，以便承重，患侧腿向前伸

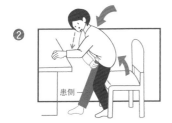

② 患侧

要点：像鞠躬一样，上半身前倾弯腰，用健侧腿承重，如果臀部可以活动，缓慢抬头站直

131

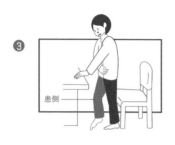

❸

患侧

要点：用健侧腿承重站直以后，让患侧腿也承重，患侧腿的脚底也要踩实地面
注意：站立时，如果身体太过后仰，容易摔倒

● **从床转移到轮椅上** 患侧为图示中的蓝色区域

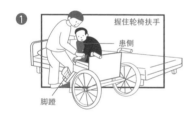

❶

握住轮椅扶手

患侧

脚蹬

要点：轮椅放在患者的健侧，让轮椅尽量靠近患者身体，确认轮椅是锁住的状态。看护者站在患者患侧，患者握住离床远侧的轮椅扶手，患侧在前，健侧向后
小窍门：患者可稍微斜坐在床上

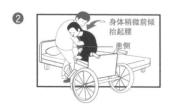

❷

身体稍微前倾
抬起腰

患侧

要点：患者抬头，身体前倾，此时看护者要扶住患者
小窍门：看护者的基本姿势是张开双腿并弯腰

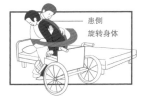

要点：患者站稳后，再以健侧为中心，旋转身体

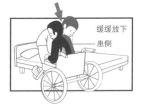

要点：将患者调整到臀部正朝向轮椅，患者身体缓慢前倾，然后坐下。看护者弯曲膝盖，缓慢下蹲，弯腰

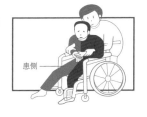

要点：患者坐稳后，看护者绕到患者身后，患者健侧手握住患侧手，看护者从背后握住患者手腕，收紧胳膊，双手插到患者腋窝下支撑住患者，让患者上半身稍微弯曲。看护者向后拉，让患者能完全坐在轮椅上，调整患者手脚的位置（特别是患侧）

小窍门：在调整患者坐姿时，应如图所示，看护者从腋下支撑住患者手臂，移动患者整个身体

● 立位平衡训练　　患侧为图示中的蓝色区域

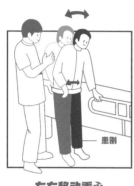

左右移动重心

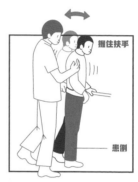

握住扶手

患侧

前后移动重心

要点：患者能够站稳以后，脚前伸，向前后左右缓慢移动重心，轻轻踏步，进行立位平衡训练

小窍门：每日练习 2 次，看护者应站立在患者患侧的后方，抓住患者的腰带，给予辅助，随着练习的进步，可逐渐增加移动步数

挑选拐杖的注意事项

拐杖的种类

适合手臂有力者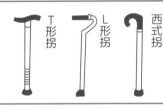

T形拐　L形拐　西式拐

这是几种常用的拐杖，也有可调节长度、可折叠、便于携带的款式

适合手臂力较弱者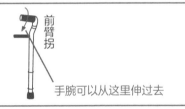

前臂拐

手腕可以从这里伸过去

有支撑。胳膊容易发力
主要适用于手肘伸屈力量较弱者

适合步态不稳者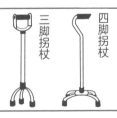

三脚拐杖　四脚拐杖

使用四脚拐杖的情况

注意:
四脚拐杖的支点、左右幅度是不同的，应站在幅度较小的一侧，这样即使是向外侧用力也不容易摔倒，如果站反方向就会不稳

好拐杖的标准

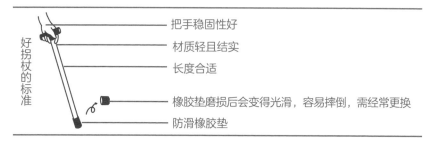

好拐杖的标准

- 把手稳固性好
- 材质轻且结实
- 长度合适
- 橡胶垫磨损后会变得光滑，容易摔倒，需经常更换
- 防滑橡胶垫

挑选拐杖高度的方法

挑选拐杖高度的方法

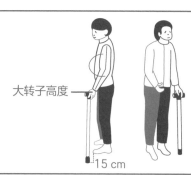

大转子高度

15 cm

要点：手拄拐杖时，上臂与前臂成150°角，拐杖底端距离同侧脚尖15 cm，拐杖高度与同侧大转子平齐

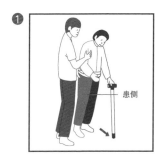

伸出拐杖

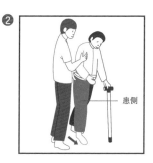

迈患侧腿

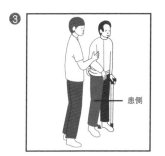

迈健侧腿

注意：因疾病的原因，也有先迈健侧腿的情况。具体的步态训练方法要咨询康复专家

三叉神经痛

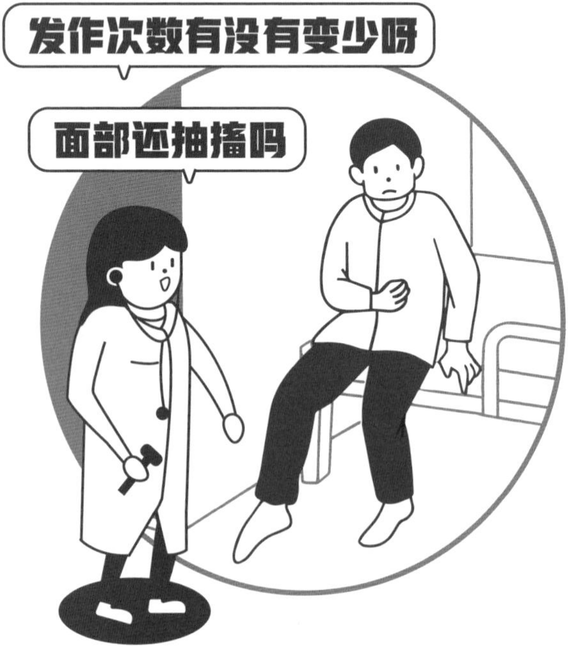

三叉神经痛

定义:

三叉神经痛是在三叉神经分布区内出现以放射性、电击样抽掣痛为主要症状的疾病，又称"面风痛"。多发于一侧，发病年龄以 40 ~ 60 岁多见，女性为主

三叉神经分眼支、上颌支和下颌支三支，其中上颌支和下颌支同时发病者较多

临床表现:

面部疼痛突然发作，呈电击样、刀割样、针刺样、烧灼样，疼痛时面部肌肉抽搐，伴面部潮红、流泪、流涎、流涕等，常因说话、吞咽、刷牙、洗脸、冷刺激、情绪变化等诱发，持续数秒到数分钟。发作次数不定，间歇期无症状

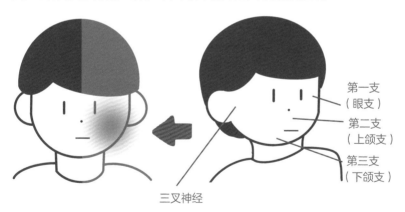

第一支
（眼支）

第二支
（上颌支）

第三支
（下颌支）

三叉神经

患侧面部电击样疼痛，一般不会超过中线，呈间歇发作

三叉神经痛的中医适宜技术

基本治疗：

- 取穴：攒竹、四白、下关、地仓、颊车、合谷、风池
- 配穴：眼部痛者，加丝竹空、阳白、鱼腰；上颌部痛者，加颧髎、迎香；下颌部痛者加承浆、翳风；风寒者，加风门、列缺；风热者，加曲池、尺泽；肝胃郁热者加内庭、太冲；阴虚阳亢者加太冲、太溪；气血瘀滞者加三阴交、膈俞

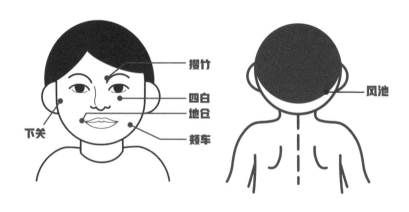

其他治疗：

- 耳针疗法：选皮质下、面颊、颌、额、神门。用毫针刺法，或埋针法，或压丸法
- 刺络拔罐：选颊车、地仓、颧髎，用三棱针点刺，行闪罐法，隔日1次
- 皮内针疗法：在面部寻找扳机点，将揿针刺入，外以胶布固定，埋2～3日后更换揿针

- 推拿
  (1) 中指揉印堂
  用右手中指末节指腹吸于印堂，做小幅度的环旋揉动。用力轻柔，着力点吸定，频率不要太快，摆动的幅度要小，带动皮下
  (2) 双中指揉按两侧颊车、迎香、太阳等
  双手中指同时分别按揉两侧太阳、下关、迎香、地仓、颊车。双手同时操作，手法轻柔和缓，以患者感到酸胀为度
  (3) 推前额、眼眶、面颊
  ①用右手拇指由印堂到神庭，往返3次，前额正中线到左右太阳上下左右往返移动3次。操作着力点要吸定，腕关节要放松，不要用力向下按压，要紧推慢移
  ②用右手拇指偏锋由印堂→睛明→攒竹→鱼腰→丝竹空→瞳子髎→四白→对侧睛明→对侧攒竹……如此反复顺眉形移动，往返3次。指腹要贴眼眶边缘，沿眼眶内侧移动，手腕摆动幅度要小，移动要缓慢，以防止拇指滑脱而戳碰眼球
  ③用右手拇指偏锋由睛明→迎香→地仓→颊车→下关→太阳→前额→印堂→对侧睛明→对侧迎香……往返3次。操作吸定，取穴准确，力量以患者感到酸胀为度，并要紧推慢移

(4) 勾揉睛明穴

双手中指或食指分别按揉两侧睛明穴 30 秒。手法要轻松柔和，以患者感到酸胀为度

(5) 按压前额正中到头部两侧

用双手拇指罗纹面同时由前额正中向两侧按压，依次经过印堂到太阳，上星到头维等，各 1 次。垂直用力按压、力量由轻到重

三叉神经痛的康复保健

生活：

- 保持房间环境安静、舒适、空气清新，避免强光和噪声

- 保证充足的休息时间，生活有规律，勿熬夜，避免过度劳累

- 面部动作轻慢：进食、说话、洗脸、刷牙、剃须、咀嚼等动作要轻慢，尽量避免刺激位于鼻翼、口唇等部位的扳机点，减少三叉神经痛的发作

- 面部保暖：天寒外出时，戴好口罩或围巾以避免冷风直接刺激面部，不用凉水洗脸，不开窗睡觉，不直接迎风走路等

- 观察疼痛部位、程度、性质、持续时间等，疼痛剧烈时取半坐卧位或坐位，遵医嘱正确使用镇痛药并观察药物不良反应

- 尽量保持轻松、愉悦的心情，减少情绪的异常波动，避免过度紧张

- 适当参加体育锻炼，以有氧运动为主，如散步、慢跑等，运动时动作要轻慢

饮食:

- 应吃半流质或流质食物,如瘦肉末粥、鸡蛋汤、菜汤、牛奶等

- 避免吃辛辣刺激、过硬或过热的食物及海鲜类产品,每餐都应做好荤素搭配,以补充机体所需营养成分,提高抵抗力

- 避免吃坚硬的食物,禁烟酒

减少疼痛发作:

- 原则:保持良好的生活、饮食习惯,即动作要轻慢、食物要柔软、营养要均衡、面部要保暖、心情要愉快、睡眠要充足

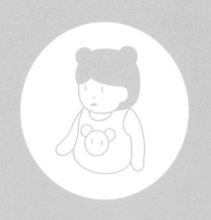

儿童预防保健

基层社区

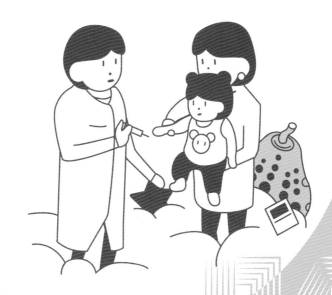

儿童免疫程序
国家免疫规划疫苗

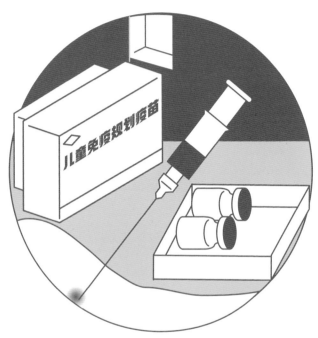

儿童免疫规划疫苗

**小朋友，
及时接种疫苗身体棒哦！**

我国明确规定：
"国家实行有计划的预防接种制度"
"国家对儿童实行预防接种证制度"

儿童免疫规划疫苗推荐接种程序表

年龄	接种疫苗	可预防的传染病
出生后24小时内	乙型肝炎疫苗（1） 卡介苗	乙型肝炎 结核病
1月龄	乙型肝炎疫苗（2）	乙型肝炎
2月龄	脊髓灰质炎灭活疫苗（1）	脊髓灰质炎（小儿麻痹症）
3月龄	脊髓灰质炎灭活疫苗（2） 百白破疫苗（1）	脊髓灰质炎（小儿麻痹症） 百日咳、白喉、破伤风
4月龄	二价脊髓灰质炎减毒活疫苗（3）/脊髓灰质炎灭活疫苗（3） 百白破疫苗（2）	脊髓灰质炎（小儿麻痹症） 百日咳、白喉、破伤风
5月龄	百白破疫苗（3）	百日咳、白喉、破伤风
6月龄	乙型肝炎疫苗（3） A群脑膜炎球菌多糖疫苗（1）	乙型肝炎 A群脑膜炎球菌引起的流行性脑脊髓膜炎
8月龄	麻腮风联合减毒活疫苗（1） 乙脑减毒活疫苗（1）/乙脑灭活疫苗（1） 乙脑灭活疫苗（2）（与第1剂间隔1周）	麻疹、腮腺炎、风疹 乙型脑炎

儿童免疫规划疫苗推荐接种程序表

年龄	接种疫苗	可预防的传染病
9月龄	A 群脑膜炎球菌多糖疫苗（2）（与第 1 剂间隔 3 个月）	A 群脑膜炎球菌引起的流行性脑脊髓膜炎
1.5～2岁	百白破疫苗（加强）	百日咳、白喉、破伤风
	脊髓灰质炎灭活疫苗（4）（前 3 剂均为灭活疫苗者）	脊髓灰质炎（小儿麻痹症）
	麻腮风联合减毒活疫苗（2）	麻疹、腮腺炎、风疹
	甲型肝炎灭活疫苗（1）/甲型肝炎减毒活疫苗	甲型肝炎
2岁	乙脑减毒活疫苗（2）/乙脑灭活疫苗（3）	乙型脑炎
	甲型肝炎灭活疫苗（2）（与第 1 剂间隔 6 个月）	甲型肝炎
3岁	A 群 C 群脑膜炎球菌多糖疫苗（1）	A 群和 C 群脑膜炎球菌引起的流行性脑脊髓膜炎
4岁	二价脊髓灰质炎减毒活疫苗（4）（第 3 剂为二价减毒活疫苗者）	脊髓灰质炎（小儿麻痹症）

年龄	接种疫苗	可预防的传染病
6岁	乙脑灭活疫苗（4）（前3剂均为灭活疫苗者）	乙型脑炎
	A群C群脑膜炎球菌多糖疫苗（2）	A群和C群脑膜炎球菌引起的流行性脑脊髓膜炎
	白破二联疫苗（加强）	白喉、破伤风

注：表中所列各疫苗剂次的接种年龄，是指可以接受该剂次疫苗的最小年龄。

儿童常见疫苗

介绍

儿童免疫规划疫苗

这些疫苗是常见的儿童疫苗。

卡介苗、乙型肝炎疫苗、脊髓灰质炎疫苗、百白破疫苗等都是常见的儿童疫苗

卡介苗

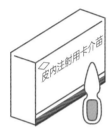

卡介苗是一种用于预防儿童结核病的减毒活疫苗。卡介苗接种被称为"出生第一针",住院分娩的新生儿出生后 24 小时内接种

疫苗　减毒活疫苗

接种对象　新生儿以及从未接种过卡介苗的 3 月龄以下儿童（3 月龄至 3 岁儿童结核菌素试验阴性者可补种）

接种方法　酒精消毒,皮内注射 0.1 ml

反应　卡疤

效果　对结核病的控制只能起到辅助作用,但可降低儿童结核病,特别是严重类型的结核病,如粟粒性结核、结核性脑膜炎等的发病率

注意事项　严禁皮下或肌内注射;注射器要专用

乙型肝炎疫苗

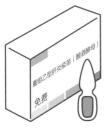

乙型肝炎疫苗是一种预防乙型肝炎的疫苗，在接种后人体可产生免疫力，可以预防乙型肝炎病毒的感染，从而预防乙型肝炎的发生

接种程序	时间	剂量
第一剂	出生后 24 小时内	10 μg
第二剂	1 月龄	10 μg
第三剂	6 月龄	10 μg

脊髓灰质炎疫苗

脊髓灰质炎是经口传播的疾病，可防但不好治。1960 年其发病率 10.46/10 万；1980 年下降至 0.74/10 万；目前基本消灭

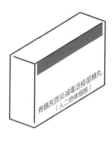

疫苗　脊髓灰质炎灭活疫苗 (IPV)、二价脊髓灰质炎减毒活疫苗（糖丸或液体剂型）(bOPV)

接种方法　基础免疫：2、3 月龄均为 IPV，4 月龄口服 1 剂 bOPV 或接种 1 剂 IPV
加强免疫：第 3 剂为 bOPV 者，4 岁加强 1 剂 bOPV；第 3 剂为 IPV 者，18 月龄加强 1 剂 IPV

禁忌证　免疫缺陷、免疫功能低下及正在接受免疫抑制治疗者禁用 bOPV

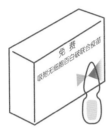

百日咳和白喉都是急性呼吸道传染病，破伤风是一种创伤感染性疾病，破伤风梭菌分布广泛，儿童贪玩容易受伤，感染破伤风梭菌的机会较多。预防这三种传染病的有效方法就是按时接种百白破疫苗

传染病　百日咳：由百日咳杆菌引起。在儿童集体中很容易传播，在发展中国家 5 岁以下儿童病死率达 4%

白喉：由白喉杆菌产生的外毒素致病，病死率高达 50%，得益于疫苗的应用，我国已连续多年未有新发病例报道

破伤风：由破伤风梭菌产生的外毒素致病，新生儿破伤风是中华人民共和国成立前新生儿死亡的主要原因

疫苗　由无细胞百日咳疫苗原液、白喉和破伤风类毒素原液加氢氧化铝佐剂制成

接种程序　基础免疫：3、4、5 月龄各接种 1 剂
加强免疫：18 月龄加强 1 剂
　　　　　6 岁加强白破二联疫苗 1 剂

A群流脑、A+C群流脑疫苗

流行性脑脊髓膜炎（简称流脑）是由脑膜炎奈瑟菌引起的急性呼吸道传染病，多发于冬春季节

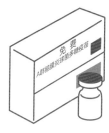

疫苗　A 群脑膜炎球菌多糖疫苗
　　　A 群 C 群脑膜炎球菌多糖疫苗

接种程序	时间	疫苗
第一剂	6 月龄	A 群脑膜炎球菌多糖疫苗
第二剂	与第一针间隔3 个月	A 群脑膜炎球菌多糖疫苗
第一剂	3 岁	A 群 C 群脑膜炎球菌多糖疫苗
第二剂	6 岁	A 群 C 群脑膜炎球菌多糖疫苗

禁忌证　患脑病、未控制的癫痫和其他进行性神经系统疾病者

麻腮风疫苗

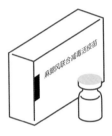

麻疹是由麻疹病毒引起的一种急性呼吸道传染病，多见于婴幼儿，是引起儿童死亡的主要疾病之一。风疹是由风疹病毒引起的急性传染病，严重者并发中耳炎、支气管炎及脑膜脑炎。流行性腮腺炎是由腮腺炎病毒引起的一种急性呼吸道传染病，儿童患者容易并发脑膜脑炎

疫苗　麻腮风联合减毒活疫苗

接种程序	时间	疫苗
基础免疫	8 月龄	麻腮风联合减毒活疫苗
加强免疫	18 月龄	麻腮风联合减毒活疫苗

禁忌证　①免疫缺陷、免疫功能低下及正在接受免疫抑制治疗者
②患脑病、未控制的癫痫和其他进行性神经系统疾病者
③妊娠期女性

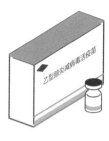

乙脑疫苗

流行性乙型脑炎简称乙脑，是由乙型脑炎病毒引起的以脑实质炎症为主要病变的急性传染病，蚊子是乙脑的主要传播媒介

疫苗　乙脑减毒活疫苗、乙脑灭活疫苗

接种程序	时间	疫苗
第一针	8 月龄	乙型脑炎减毒活疫苗
第二针	2 岁（与第 1 剂间隔 1 年）	乙型脑炎减毒活疫苗
第一针	8 月龄	乙型脑炎灭活疫苗
第二针	与第 1 剂间隔 1 周	乙型脑炎灭活疫苗
第三针	2 岁（与第 1 剂间隔 1 年）	乙型脑炎灭活疫苗
第四针	6 岁	乙型脑炎灭活疫苗

禁忌证　①免疫缺陷、免疫功能低下及正在接受免疫抑制治疗者
②患脑病、未控制的癫痫和其他进行性神经系统疾病者
③妊娠期女性

甲型肝炎疫苗

甲型肝炎是由甲型肝炎病毒引起的一种消化道传染病，主要通过水和食物传播，密切接触可增加传播机会

疫苗　减毒活疫苗、灭活疫苗

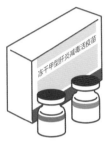

接种程序	时间	疫苗
基础免疫	18 月龄	甲型肝炎灭活疫苗
加强免疫	与第 1 剂间隔 6 个月	甲型肝炎灭活疫苗
一针	18 月龄	甲型肝炎减毒活疫苗

疫苗接种反应与处理及注意事项

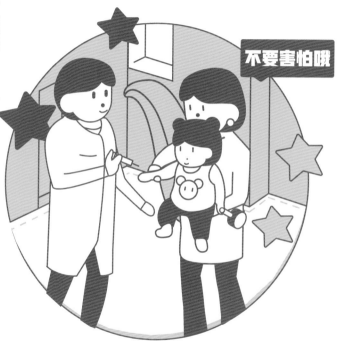

不要害怕哦

做好打疫苗前后的准备!

了解儿童预防接种前后注意事项和家长须知,遇到异常情况及时向医生反映

疫苗接种反应与处理

局部反应与处理

- 在接种部位局部皮肤或肌内发生的反应，表现为红肿浸润并伴有疼痛，多在接种后 12 ～ 24 小时发生，持续 2 ～ 3 天可自行消退
- 如果 48 小时后不消退，可给予热敷或理疗处理

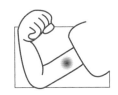

- 接种疫苗后，当天局部皮肤出现红、肿、热、痛
- 一般 2 ～ 3 天消退

全身反应与处理

- 少数儿童在接种疫苗后可出现以发热为主的全身反应，同时可伴有头痛、头晕、恶心、腹痛、腹泻和全身乏力等症状，多在接种后 1 ～ 2 天出现，持续 1 ～ 2 天可消退，发热多不超过 38.5℃，个别儿童也可出现38.5℃以上的强反应，可给予退热及相应的对症处理，若持续不适，应及时就诊

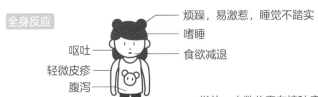

全身反应

- 烦躁，易激惹，睡觉不踏实
- 嗜睡
- 呕吐
- 食欲减退
- 轻微皮疹
- 腹泻

- 发热：少数儿童在接种疫苗后 8 ～ 12 小时体温升高，一般在 38.5℃以下

局部特殊反应

- 卡介苗在接种后 3～4 周接种部位出现红肿硬块，约 10 mm×10 mm

- 中央部位渐渐软化形成小脓包，可自行吸收或破溃成脓疡

- 后结痂自愈，愈后留有一永久性圆形瘢痕

- 此为卡介苗引起的特异性反应，是一种正常反应过程，整个反应需 3 个月左右，一般无须特殊处理，可自行愈合

百白破疫苗特殊反应

- 百白破疫苗由于内含吸附剂，注射后有时可以引起局部红肿硬结，一般可自行吸收消退或采取热敷治疗

- 若长时间不能吸收，导致无菌性脓肿并破溃，脓肿破溃时须及时就医评估是否需要清创排脓

儿童接种疫苗前注意事项

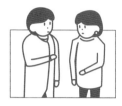

- 接种前医务人员应仔细询问监护人儿童近期身体健康状况，是否有接种禁忌证等，并如实记录询问情况

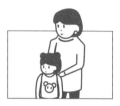

- 接种前医务人员还应告知监护人本次儿童所接种疫苗的品种、作用、禁忌、不良反应以及注意事项等

什么情况下暂缓接种疫苗?

不适症状	发热		咳嗽		腹泻		......
疾病	严重慢性疾病		急性疾病		慢性疾病的急性发作期		
过敏			有过敏史一定要如实告知医务人员				

哪些异常情况需由医务人员科学评估能否接种疫苗？

如果受种者有以下症状或疾病，则需经医务人员科学评估后，再决定能否接种疫苗。

（1）患有皮炎、银屑病、化脓性皮肤病、严重湿疹

（2）有严重营养不良、佝偻病、先天性免疫缺陷病

（3）神经系统发育不正常，有脑炎后遗症、癫痫

（4）患有严重心、肝、肾疾病或活动性结核病

（5）严重哮喘、荨麻疹、过敏体质

（6）感冒、轻度低热等症状儿童在前一次接种疫苗后出现了高热、惊厥等

（7）体温超过37.5℃，腋下或淋巴结肿大

（8）每天大便次数超过4次接种近几天出现过腹泻

（9）儿童在前一次接种疫苗后出现注射部位肿块、荨麻疹等反应

儿童接种疫苗后注意事项

- 接种疫苗后应现场留观 30 分钟

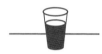

- 接种疫苗后可适当多喝水、避免剧烈运动、避免受凉感冒

- 一些加入吸附剂的疫苗如百白破疫苗等接种后容易出现局部红肿、发热、疼痛等症状，接种 48 小时后家长可用热毛巾对红肿部位进行热敷

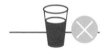

- 口服剂型的减毒活疫苗勿用 37℃以上热水送服，以免影响免疫效果

- 接种疫苗后家长应密切观察儿童有无发热等异常反应，体温超过 38.5℃者可给予物理降温等对症处理，出现较重反应或持续不适者及时送医院诊治并将不良反应情况及时报告预防接种单位

- 接种注射剂型的减毒活疫苗后 2 周内应避免使用免疫球蛋白

冷链系统管理

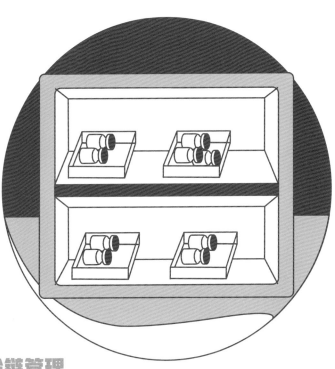

疫苗冷链管理很重要！

疫苗冷链管理对于确保疫苗质量、有效性和安全性至关重要

冷链

为保障疫苗质量，疫苗从疫苗上市许可持有人到接种单位，均应在规定的温度条件下储存、运输和使用

冷链设备

（1）接种单位需要配备冰箱（包括冷藏和冷冻）、冷藏箱或冷藏包、冰排、温度监测器材或设备。冷链设备可配备不间断电源、双路供电或备用发电机组

（2）冰箱应放置平整，避免震动。冰箱的上部和散热面要分别留有 30 cm、10 cm以上的空间。安装 3 台以上冰箱的房间应安装空调或排气风扇

（3）要经常保持冰箱内外的清洁，冰箱蒸发器结霜厚度≥4 mm 时要及时除霜

（4）应用冷藏箱或冷藏包储存和运输疫苗时，内里应按照要求放置冻制好的冰排，疫苗瓶不能直接与冰排接触，防止冻结

疫苗储存温度监测

（1）温度计或自动温度监测设备应分别放置在冰箱冷藏室及冷冻室的中间位置

（2）每天上午和下午各测温 1 次（间隔不少于 6 小时），并填写冷链设备温度记录表，冰箱温度应控制在规定范围（冷藏室为 2 ~ 8℃，冷冻室为 -15℃以下）

（3）冷链设备的温度记录保存至疫苗有效期满后不少于 5 年备查

（4）冷链设备温度超出疫苗储存温度要求时，应及时将疫苗转移到其他设备单独存放，经评估不能使用的疫苗按照有关规定进行处置

疫苗储存温度异常的现场评估原则

● 冷藏储存的疫苗

（1）动态监测温度在 0 ~ 2 ℃（不含 0 ℃、2 ℃），冻干疫苗累计时间≤72 小时，液体疫苗累计时间≤48 小时的可以使用

（2）动态监测温度在 8 ~ 15 ℃（不含 8 ℃），累计时间≤48 小时的可以使用

（3）动态监测温度在 15 ~ 25 ℃（不含 15 ℃），累计时间≤24 小时的可以使用

（4）动态监测温度在 25 ~ 37 ℃（不含 25 ℃），累计时间≤8 小时的可以使用

● 冷冻储存的疫苗

（1）动态监测温度在 -15 ℃以下的，可以使用

（2）动态监测温度在 -15 ~ 0 ℃（不含 -15 ℃），累计时间≤48 小时的可以使用

（3）动态监测温度在 0 ~ 25 ℃（不含 0 ℃），累计时间≤24 小时的可以使用

预防接种实施

预防接种实施要注意这些事哦!

在预防接种前，要了解预防接种档案相关内容以及疫苗同时接种及补种原则

预防接种档案建立和管理

- 接种单位应为无预防接种证或遗失预防接种证的受种者补发预防接种证

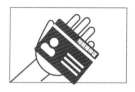

- 接种单位在为新生儿办理预防接种证或受种者首次接种疫苗时，应为其在免疫规划信息系统中建立预防接种电子档案

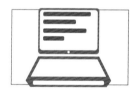

- 接种单位应至少每月对辖区儿童的预防接种档案进行 1 次主动查漏，发现应种未种者应及时通知其监护人

- 在暂住地居住≥3 个月的流动儿童，应由现居住地接种单位为其建立预防接种电子档案

疫苗同时接种及补种原则

同时接种原则

- 不同疫苗同时接种，两种及以上注射类疫苗应在不同部位接种，严禁将两种或多种疫苗混合吸入同一支注射器内接种

- 现阶段的国家免疫规划疫苗均可按照免疫程序或补种原则同时接种

- 不同疫苗接种间隔：两种及以上注射类减毒活疫苗如果未同时接种，应间隔不少于 28 天进行接种。灭活疫苗和口服类减毒活疫苗，如果与其他灭活疫苗、注射或口服类减毒活疫苗未同时接种，对接种间隔不做限制

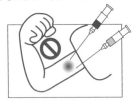

- 两种及以上注射类疫苗应在不同部位接种

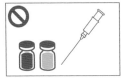

- 严禁将两种或多种疫苗混合吸入同一支注射器内接种

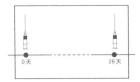

- 两种及以上注射类减毒活疫苗如果未同时接种，应间隔不少于 28 天进行接种

补种原则

未按照推荐年龄完成国家免疫规划规定剂次接种的小于 18 周岁人群，在补种时掌握以下原则

- 尽早补种，尽快完成全程接种
- 只需补种未完成的剂次，无需重新开始全程接种
- 当遇到无法使用同一疫苗上市许可持有人生产的疫苗完成免疫程序时，可使用不同疫苗上市许可持有人生产的同种疫苗完成后续接种

预防接种流程

实施接种前，要做到"三查七对一验证"

- "三查"：一是检查受种者健康状况、核查接种禁忌；二是查对预防接种证；三是检查疫苗、注射器的外观、批号、有效期
- "七对"：核对受种者的姓名、年龄和疫苗的品名、规格、剂量、接种部位、接种途径
- "一验证"：接种前请受种者或其监护人验证所接种疫苗的品种和有效期等

预防接种告知

- 在正式实施接种前，接种人员应采取面对面的方式进行告知，并做到知情同意
- 应告知受种者或其监护人所接种疫苗的品种、作用、禁忌、注意事项、可能出现的不良反应和预防接种异常反应补偿方式等信息，如为非免疫规划疫苗，接种单位还应告知疫苗的价格和接种费用等信息
- 告知后由受种者或其监护人在纸质或电子知情同意书上签名确认，纸质或电子知情同意书签名资料由接种单位留档保存至疫苗有效期满后不少于 5 年备查

现场疫苗准备和检查

- 实施接种前，将疫苗从冷链设备内取出，尽量减少开启冷链设备的次数
- 核对疫苗的品种，检查疫苗外观。凡过期、变色、污染、有摇不散凝块或异物、无标签或标签不清以及疫苗瓶（或填充注射器）有裂纹的，一律不得使用，应按照规定报废处理

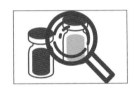

安全注射

- 抽取疫苗后和注射疫苗后不得回套针帽，不得用手分离注射器针头，防止被针头误伤
- 应将使用后的注射器具直接或毁型后投入安全盒或防刺穿的容器内，按照《医疗废物管理条例》统一回收销毁

接种后受种者留观

- 告知受种者或其监护人，在接种疫苗后应现场留观 30 分钟后方可离开
- 在现场留观期间若出现疑似预防接种异常反应的，应按照疑似预防接种异常反应监测与处置相关要求，及时采取救治等措施，必要时转医院救治

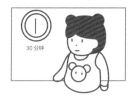

预防接种后处理

- 接种人员与受种者或其监护人预约下次接种疫苗的品种和接种日期
- 及时清理器材及其他医疗废物，并按照要求将器械灭菌或消毒后备用
- 疫苗瓶开启后，减毒活疫苗超过 0.5 小时、灭活疫苗超过 1 小时未用完（疫苗说明书另有规定除外），应将剩余疫苗废弃，并按照医疗废物处置方法处理

疑似异常反应和预防接种处置监测常规

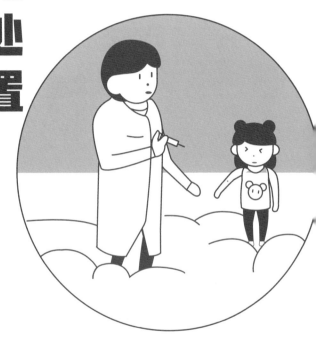

AEFI是一个用于监控和评估疫苗接种安全性的重要工具，它有助于保护公众健康并提高疫苗接种计划的整体效果

疑似预防接种异常反应（AEFI）

AEFI 是指在预防接种后发生的怀疑与疫苗接种有关的反应或事件。

报告范围

- 24 小时内：如过敏性休克、不伴休克的过敏反应（荨麻疹、斑丘疹、喉头水肿等）、中毒性休克综合征、晕厥、癔症等
- 5 天内：如发热（腋温 ≥ 38.6 ℃）、血管性水肿、全身化脓性感染（毒血症、败血症、脓毒血症）、接种部位发生的红肿（直径 > 2.5 cm）、硬结（直径 > 2.5 cm）、局部化脓性感染（局部脓肿、淋巴管炎和淋巴结炎、蜂窝织炎）等
- 15 天内：如麻疹样或猩红热样皮疹、过敏性紫癜、局部过敏坏死反应（Arthus 反应）、热性惊厥、癫痫、多发性神经炎、脑病、脑炎和脑膜炎等
- 6 周内：如血小板减少性紫癜、吉兰–巴雷综合征、疫苗相关麻痹型脊髓灰质炎等
- 3 个月内：如臂丛神经炎、接种部位发生的无菌性脓肿等
- 接种卡介苗后 1 ～ 12 个月：如淋巴结炎或淋巴管炎、骨髓炎、全身播散性卡介苗感染等
- 其他：怀疑与预防接种有关的其他严重 AEFI

报告单位和报告人

- 医疗机构、接种单位、疾病预防控制机构、药品不良反应监测机构
- 疫苗生产企业、疫苗批发企业及其执行职务的人员等

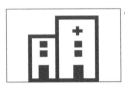 ● 综合医院、社区卫生服务中心等

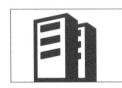 ● 疫苗生产、批发企业

报告程序

- AEFI 报告实行属地化管理
- 责任报告单位和报告人应在发现 AEFI 后 48 小时内填写 AEFI 个案报告卡，向受种者所在地的县级疾病预防控制机构报告
- 发现怀疑与预防接种有关的死亡、严重残疾、群体性 AEFI、对社会有重大影响的 AEFI 时，应在 2 小时内报告

调查诊断

- AEFI 的调查诊断由疾病预防控制机构按照相关要求，从预防接种异常反应调查诊断专家组库中选取相关领域专家组成调查诊断专家组，开展预防接种异常反应调查诊断
- 怀疑与预防接种有关的死亡、严重残疾、群体性 AEFI、对社会有重大影响的 AEFI，由市级或省级疾病预防控制机构在接到报告后立即组织预防接种异常反应调查诊断专家组进行调查

鉴定

- 受种者或其监护人对调查诊断结论有争议的，可以向医学会申请鉴定

补偿

- 实施接种过程中或实施接种后出现受种者死亡、严重残疾、器官组织损伤等损害，属于预防接种异常反应或不能排除的，应由接种单位协助受种者向疾病预防控制机构提交相关资料后，按照规定给予补偿（部分省份已向第三方保险机构购买补偿服务）

处置原则

- 对较为轻微的局部或全身性的一般反应，一般不需要临床治疗，可给予一般的处理指导
- 对接种后现场留观期间出现的急性严重过敏反应等严重 AEFI，应立即组织紧急抢救，必要时转诊治疗
- 对其他严重 AEFI，应建议受种者及时到规范医疗机构就诊，并告知受种者或其监护人 AEFI 的处置流程和相关政策，做好沟通解释及相关处置工作

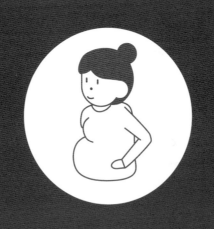

常见妇产科疾病

基层社区

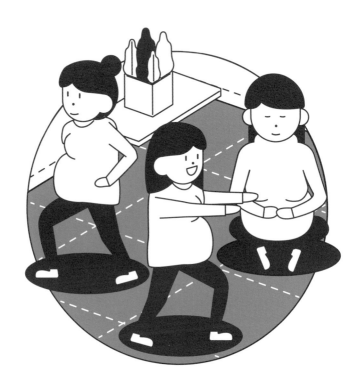

孕产期保健

母婴平安

孕产期保健 是从生命的准备阶段即受孕前的准备阶段开始，到新生儿的早期阶段，包括孕前期、孕期、分娩期和产褥期的全程保健

孕期保健

- 在疾病活动期应该避免受孕，备孕前 3 个月开始每天口服叶酸片 0.4 ~ 0.8 mg，戒烟戒酒
- 远离宠物，猫狗可能传染弓形虫病，孕妇感染弓形虫病会引起流产或胎儿畸形和发育迟缓
- 避免接触对胎儿有害的物质，如果在备孕状态，体检时要注意避免放射类的检查
- 停用避孕药和取出宫内节育器后半年再受孕，但是现在有的避孕药停药后可以立即受孕
- 避免 18 岁以前及 35 岁以后的过早和过晚生育，最佳生育年龄为 25 ~ 29 岁

孕早期保健

孕早期是指从受孕开始到孕 13^{+6} 周前，这是胎儿各器官发育形成的重要时期

- 预产期推算

  从末次月经第 1 天算起，月份加 9 或减 3，阳历日期加 7（阴历日期加 14），分娩日期可能与推算的预产期相差 1 ~ 2 周

- 补充叶酸

  继续补充叶酸（每天 0.4 mg，至孕 12 周，或遵医嘱）

- 致畸高度敏感期

  受精后 3 ~ 8 周（停经 5~10 周）避免感染疾病

- 孕早期常见健康问题的处理

  妊娠呕吐:如果发生妊娠剧吐，必须及时诊治

  孕早期阴道出血：主要原因可能是先兆流产、流产、异位妊娠、葡萄胎等，要及时就诊，及时检查，及时治疗

- 疫苗接种

  孕期禁忌接种活疫苗

孕中期保健

孕中期是指孕 14 ~ 27⁺⁶ 周，此期胎儿生长迅速

- 胎动出现时间：孕 18 ~ 20 周可感觉到胎动
- 孕 14 ~ 19⁺⁶ 周、20 ~ 24 周、24 ~ 27⁺⁶ 周各进行 1 次产检，检查体重、血压、宫高、腹围、胎心率、水肿情况
- 告知产前筛查内容：孕 11 ~ 13⁺⁶ 周行 B 超 NT 检查；孕 15 ~ 20 周行唐氏综合征筛查；孕 18 ~ 24 周行 B 超畸形筛查；孕 24 ~ 28 周行 OGTT（妊娠糖尿病筛查）
- 孕中期常见健康问题的处理

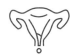 阴道分泌物增加：发生阴道炎，局部用药

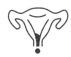 阴道出血：晚期流产、前置胎盘、胎盘早剥，立即就医

 头晕：妊娠高血压、贫血等，医院就诊

 贫血：绝大多数妊娠贫血的原因是缺铁，应用铁剂治疗可使缺铁性贫血发生率下降

孕晚期保健

孕晚期是指孕28～40周。

- 孕 28 ～ 36^{+6} 周每 2~3 周产检 1 次，孕 37 周后每周进行 1 次产检，检查胎心率、胎位、宫底、宫高、腹围、体重、血压，并检查有无水肿及其他异常
- **胎动计数**：孕妇自我监护胎动计数，大于等于 6 次 /2 小时为正常，小于 6 次 /2 小时或者胎动减少 50% 者提示胎儿缺氧
- **妊娠水肿**：孕晚期踝部、小腿轻度水肿，休息后消退，属生理现象，若水肿明显，休息后不消退应考虑妊娠合并肾脏疾病，如低蛋白血症等，应尽快就医
- **腰背疼痛**：妊娠子宫向前突使躯体重心后移，腰背肌肉持续紧张，可通过卧床休息、局部热敷缓解。疼痛明显者，应查找原因，对因治疗
- **胸闷**：孕晚期增大的子宫上推膈肌，可引起呼吸困难，但需排除心脏疾病
- **心悸**：长久站立、空腹或突然站立容易发生头晕、心悸，可调节饮食，补充铁剂
- **腹痛下坠**：孕期腹痛需排除早产、先兆子宫破裂、胎盘早剥、阑尾炎、胆结石、胃肠炎、泌尿系统疾病等
- **胎动异常**：如果 12 小时的胎动数少于 20 次，或者 1 小时的胎动数少于 3 次，或者胎儿活动强度有明显改变，变得越来越弱，这说明胎儿可能有异常，应加以警惕，予以重视

产后访视和产后检查

● 产后访视

产褥期妇幼保健人员应到产妇家中访视至少 2 次，及时发现和处理异常情况

产后访视内容：了解产妇有无特殊的主诉，测量体温、血压、脉搏、呼吸，检查乳房情况，并指导母乳喂养，检查子宫复旧是否良好

新生儿访视：了解新生儿喂养、排便、体温情况，测黄疸、体重及身长等

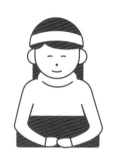

● 指导计划生育

指导产妇采取适宜的避孕方法，产褥期内禁止性生活。哺乳期以工具避孕为宜；不哺乳者可选用口服避孕药；对高危产妇且已不宜再怀孕者，应做好避孕，必要时可行绝育手术；剖宫产者至少在严格避孕 2 年后再怀孕

妇产科疾病

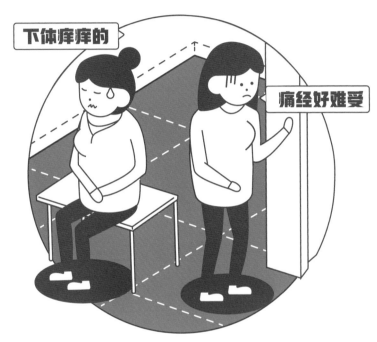

下体痒痒的

痛经好难受

要注意私处健康哦!

常见妇产科疾病 有前庭大腺炎、前庭大腺脓肿、阴道炎、妇科急性下腹痛、外阴血肿、子宫肌瘤、月经失调、多囊卵巢综合征、更年期综合征、子宫脱垂等。

前庭大腺炎、前庭大腺脓肿

诊断要点

症状

外阴单侧局部疼痛、肿胀，当脓肿形成时疼痛加剧，部分患者可有发热或腹股沟淋巴结肿大

妇科检查

大阴唇下 1/3 处有硬块，表面红肿，压痛明显。当脓肿形成时有波动感，当脓肿内压力增大时表皮可自行破溃

治疗方案及原则

● 保持局部清洁

● 应用抗生素

● 前庭大腺脓肿应及时切开引流，引流后可用抗生素冲洗并放置引流条，术后根据情况决定引流条的放置时间

阴道炎

分类

• 滴虫性阴道炎

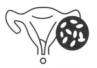

• 细菌性阴道病

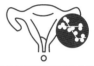

• 念珠菌性阴道炎（外阴阴道假丝酵母菌病）

诊断要点

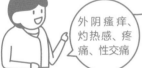

妇科检查：阴道及阴道部黏膜红肿，阴道内有大量异常分泌物

外阴瘙痒、灼热感、疼痛、性交痛

白带增多：滴虫性阴道炎白带呈黄白色、稀薄脓性液体，常呈泡沫状；细菌性阴道病白带为脓性液体，有鱼腥臭味；念珠菌性阴道炎白带呈白色、豆渣样或凝乳状

感染尿道时，可有尿频、尿痛甚至血尿

治疗方案及原则

• 滴虫性阴道炎及细菌性阴道病

（1）甲硝唑栓每晚塞阴道 1 粒，7 天为 1 个疗程

（2）甲硝唑片 2 g，单次口服，或甲硝唑 400 mg，每天 2 次，连服 7 天

• 念珠菌性阴道炎

咪康唑栓剂或克霉唑栓剂或制霉菌素栓剂每晚塞阴道 1 粒，7 天为 1 个疗程

妇科急性下腹痛

异位妊娠（宫外孕）

受精卵种植在子宫体腔以外部位，称为异位妊娠，异位妊娠包括输卵管妊娠、卵巢妊娠、腹腔妊娠、阔韧带妊娠、宫颈妊娠等，以输卵管妊娠最为常见，占异位妊娠的 95% 左右

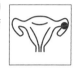

诊断要点

（1）停经史

（2）腹痛：早期时下腹一侧有隐痛或胀痛，有时呈撕裂样痛，大多数突然发作剧烈腹痛，伴头晕眼花、昏厥、出冷汗、恶心呕吐，有肛门坠胀感

（3）阴道少量不规则出血

（4）休克：由于腹腔内急性大量出血而致休克

（5）腹部检查：下腹部患侧压痛、反跳痛明显，无肌紧张，移动性浊音阳性，有时下腹部可扪及包块

（6）阴道检查：宫颈举痛明显；后穹隆饱满及有触痛；子宫体稍增大，其一侧可触及包块，压痛明显

（7）尿 HCG：阳性，部分患者呈阴性

（8）B 超检查：子宫腔内无孕囊，子宫旁见不均质包块或盆、腹腔内游离性液性暗区，有助于异位妊娠的诊断

治疗方案及原则

立即转上级医院治疗

黄体破裂

在女性的月经周期中，卵巢正常排卵后黄体逐渐形成，黄体在形成过程中，可能发生破裂而引起出血，导致腹腔内出血

诊断要点

（1）**腹痛**：发生在月经周期后半期，为突发性，一侧下腹痛伴肛门坠胀感

（2）**阴道出血**：部分患者有阴道出血，量如月经

（3）**休克**：当出血量较多时，可出现休克症状

（4）**体征**：盆腔检查宫颈轻度举痛及摇摆痛，后穹隆有触痛，子宫正常大小，一侧附件区压痛，腹部检查一侧下腹压痛，腹腔内出血量多时可有压痛、反跳痛及移动性浊音阳性

> 在诊断黄体破裂时，注意需与异位妊娠、流产、急性输卵管炎等进行鉴别

治疗方案及原则

根据出血量的多少来确定是采取非手术治疗还是手术治疗。

- 若患者出血量较多，出现休克，应进行抗休克治疗，并及时剖腹探查，修补或切除出血的黄体，可转上级医院进行手术
- 若患者的生命体征平稳，出血量不多，可采取保守治疗，嘱患者卧床休息，给予止血药物，并用抗生素预防感染，密切观察病情变化

卵巢囊肿蒂扭转

诊断要点

盆腔检查宫颈有举痛和摇摆痛，子宫大小正常，一侧附件区可以触及包块

B 超检查发现一侧附件低回声区，边缘清晰，有条索状蒂

有盆腔或附件包块史，突发一侧下腹剧痛，常伴恶心、呕吐甚至休克，当扭转蒂部自然复位或肿瘤完全坏死时，腹痛可减轻

肿物张力高，有压痛，以蒂部最明显，根据患者的临床表现可做出初步诊断

本病在诊断过程中需与异位妊娠、急性附件炎等进行鉴别

治疗方案及原则

确诊后应尽早手术，可转上级医院进行手术治疗

卵巢囊肿破裂

诊断要点

患者有附件包块史，突发剧烈腹痛，腹部检查明显压痛及反跳痛，腹肌紧张，B 超检查可发现附件区包块消失或缩小，盆、腹腔内有杂乱回声

治疗方案及原则

立即转上级医院治疗

流产

孕 28 周以前，胎儿体重不足 1000 g 而终止妊娠者称为流产。流产发生于孕 12 周以前者，称为早期流产；发生于孕 12 周或之后者，称为晚期流产

诊断要点

结合停经、阴道出血、不同程度腹痛、尿 HCG 阳性、B 超检查发现胚囊等进行综合判断

治疗方案及原则

- 先兆流产

  （1）以保胎治疗为原则，约 60% 的患者保胎治疗有效

  （2）卧床休息，严禁性生活，用黄体酮治疗直至症状消失

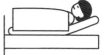

- 难免流产及不全流产

  一旦确诊，应尽早手术清除胚胎及胎盘组织

急性盆腔炎

诊断要点

 症状、体征: 发热、下腹痛、白带增多、膀胱和直肠刺激症状

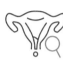 妇科检查: 下腹压痛, 宫颈举痛, 宫颈口可有脓性分泌物流出; 子宫略大, 有压痛 附件增厚, 压痛明显, 扪及块状物

治疗方案及原则

患者一般情况差, 病情重, 诊断不清或门诊疗效不佳, 或已有盆腔腹膜炎及输卵管卵巢脓肿, 均应住院治疗

- 一般治疗
  (1) 卧床休息, 取半坐卧位, 使脓液积聚于直肠子宫陷凹
  (2) 给予高热量、高蛋白、高维生素流质饮食或半流质饮食, 补充水分, 纠正水、电解质紊乱, 必要时少量输血, 高热采用物理降温, 腹胀需行胃肠减压
  (3) 重症病例应严密观察, 以便及时发现感染性休克

- 抗感染治疗
  联合使用抗生素

痛经

诊断要点

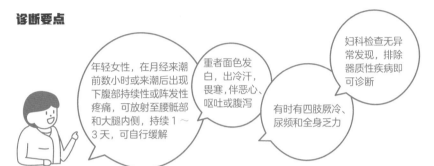

年轻女性，在月经来潮前数小时或来潮后出现下腹部持续性或阵发性疼痛，可放射至腰骶部和大腿内侧，持续 1 ~ 3 天，可自行缓解

重者面色发白，出冷汗，畏寒，伴恶心、呕吐或腹泻

有时有四肢厥冷、尿频和全身乏力

妇科检查无异常发现，排除器质性疾病即可诊断

治疗方案及原则

- 一般治疗：精神安慰，解除顾虑，卧床休息，局部热敷，注意经期卫生
- 镇痛：常用的有双氯芬酸钠栓 20 mg，每次 1/3 ~ 1/2 栓，置肛门内，必要时口服一般镇痛药，如布洛芬（芬必得）每片 300 mg，但有消化道溃疡者禁用
- 解痉：消旋山莨菪碱（654-2）10 mg 或阿托品 0.5 mg 肌内注射或缓慢静脉注射
- 短效避孕药：可缓解疼痛
- 中药经前调理

常见妇科下腹痛的诊断及鉴别诊断

项目	异位妊娠（破裂）	黄体破裂	卵巢囊肿破裂、蒂扭转	流产	急性盆腔炎	痛经
停经史	有	无	无	有	无	无
腹痛特点	一侧剧痛	一侧剧痛	一侧剧痛	下腹正中	下腹正中	下腹正中
阴道出血	有	有或无	无	有	无	有
体征	患侧压痛、反跳痛，移动性浊音（+）；宫颈举痛，患侧压痛，有包块	患侧压痛、反跳痛，移动性浊音（+）；宫颈举痛及摇摆痛	患侧压痛、反跳痛；宫颈举痛及摇摆痛，患侧压痛，有包块	下腹正中压痛；宫颈口有时可见胚胎组织	发热，下腹正中压痛；宫颈举痛，宫颈口阴道可有脓性分泌物流出	下腹正中有或者无压痛
HCG	阳性	阴性	阴性	阳性	阴性	阴性

外阴血肿

概述

外阴血肿通常是由外伤造成的，如外阴骑跨伤、暴力性交等，多见于小女孩

诊断要点

- 有外阴部外伤史
- 外阴部疼痛，影响行走，如皮肤、黏膜撕裂可出血，出血量可多可少，如皮肤、黏膜未破损则可见外阴部紫蓝色血肿，血肿较大时可造成尿路梗阻

治疗方案及原则

- 保守治疗
  血肿小，最初 24 小时冰袋冷敷，以降低局部血流量和减轻外阴疼痛，并密切观察血肿有无增大趋势。外伤 24 小时后，可用超短波、远红外等照射促进血液吸收

- 手术治疗
  若血肿快速增大或出血虽已控制但血肿较大者应在麻醉下切开血肿，排出积血，缝扎止血，伤口加压包扎或引流，术后常规应用抗生素预防感染，外阴创伤污染严重的患者应注射破伤风抗毒素

子宫肌瘤

概述

子宫肌瘤是女性生殖器中最常见的一种良性肿瘤，多见于 30～50 岁女性

诊断要点

● 病史及临床表现

 （1）多数患者无症状，仅于妇科检查或 B 超检查时偶然发现

 （2）阴道出血多：数病例表现为月经量增多、月经期延长或月经周期缩短

 （3）腹部包块

 （4）白带增多

 （5）压迫症状：压迫膀胱则导致尿频、尿急，甚至尿潴留；压迫直肠则导致排便困难

 （6）腰酸、下腹坠胀、腹痛：浆膜下肌瘤蒂扭转时可出现急腹痛，肌瘤红色变性时，腹痛剧烈且伴发热

 （7）可伴不孕、继发性贫血等

 （8）妇科检查：子宫不规则增大，质硬，表面呈多个球形或结节状隆起

- 辅助检查

 超声检查：B 超能较准确地显示肌瘤的数目、大小及部位

治疗方案及原则

子宫肌瘤的处理，应根据患者年龄、症状，肌瘤大小及类型，生育要求及全身情况全面考虑

- 随访观察
  肌瘤小于孕 10 周子宫大小、无明显症状或近绝经期患者，可 3 ～ 6 个月复查 1 次
- 转上级医院手术治疗
  手术指征：①肌瘤大于孕 10 周子宫大小。②月经量过多，继发贫血
- 药物治疗
  肌瘤小于孕 2 个半月子宫大小、症状较轻、近绝经年龄及全身情况不能耐受手术者，可选择药物治疗

月经失调

概述

全身及内、外生殖器官无器质性病变，由于下丘脑－垂体－卵巢轴功能失调，或子宫内膜局部调控异常引起的异常子宫出血，称为功能失调性子宫出血，简称功血，分为无排卵型功血及有排卵型功血两大类

无排卵型功血　常见于青春期及绝经过渡期女性

临床表现

 症状：月经周期不规律，或者月经期延长，或者月经量过多

 体征：程度不等的贫血貌，可有多毛、肥胖、泌乳

 辅助检查：盆腔 B 超检查生殖器官未见病变，子宫内膜厚度不定

诊断要点

具备上述临床表现的患者，须排除生殖器官其他部位（宫颈、阴道）出血、全身及生殖器官器质性病变引起的出血、医源性子宫出血后，才能诊断为无排卵型功血

治疗方案及原则

治疗原则：出血阶段应迅速、有效地止血及纠正贫血，控制月经周期或诱导排卵

- 止血
  （1）诊断性刮宫：止血迅速，对已婚育龄期或绝经过渡期患者应常规使用
  （2）孕激素内膜脱落法（药物刮宫）：肌内注射黄体酮（孕酮）20 mg/d，连续 3～5 天；或醋酸甲羟孕酮（安宫黄体酮）6～10 mg/d，连续 7～10 天。因撤退性出血可能导致血红蛋白进一步下降，故本法只能用于血红蛋白 >80 g/L 的患者
  （3）大剂量雌激素内膜生长法：只适用于青春期未婚患者及急性大量出血时
  （4）一般止血药物治疗：维生素 K_4、止血敏、维生素 C、云南白药、雄激素等

- **诱导排卵或控制月经周期（人工周期治疗）**
  结合雌激素片（倍美力）0.625 mg，或戊酸雌二醇片（补佳乐）1～2 mg，每天 1 次，共 21～25 天，自服药第 21 天开始加用黄体酮 10 mg 肌内注射，每天 1 次，共 5 天，或最后 10 天加用醋酸甲羟孕酮 6 mg，每天 1 次。用药 3～6 个月后可试停药，观察机体有无自然调整之可能。如出血严重、年龄在 40 岁以上、无生育要求者，经药物治疗无效可行子宫切除术

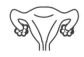

有排卵型功血 多见于育龄女性。

临床表现

● 月经过多

月经期失血量多于 80 ml，但月经间隔时间及出血时间皆正常

● 经间期出血

（1）围排卵期出血：月经期不长于 7 天，但阴道出血停止数天又有出血，一般出血量很少，持续 1 ~ 3 天，并非每个月经周期都有，在两次有排卵月经之间出现一次无排卵出血

（2）黄体期出血

（3）增生期出血，黄体萎缩不全，引起子宫内膜脱落不全

治疗方案及原则

● 月经过多

（1）对无避孕要求或不愿意用激素治疗的患者，可用抗纤溶药、维生素 K_4、止血敏（酚磺乙胺）、维生素 C、雄激素等

（2）对有避孕要求的患者可进行内膜萎缩治疗：月经周期第 5 ~ 26 天口服炔诺酮 5 mg，每天 2 次，放宫内避孕环如曼月乐

（3）手术治疗：对药物治疗无效、年长、无生育要求的患者，可行子宫切除术

● 经间期出血

（1）围排卵期出血：出血量少者无需治疗或仅用一般止血药

（2）经前出血：于预计出血日前给予黄体酮 20 mg/d，肌内注射，共 5 天左右，也可在月经周期第 5 天起口服枸橼酸氯米芬 50 mg/d，共 5 天，对无生育要求者可用醋酸甲羟孕酮 6 mg/d，共 5 ~ 7 天

（3）增生期出血：可在预计月经应停止前 1 ~ 2 天开始口服补佳乐 0.5 mg，每天 1 次，共 3 ~ 5 天，促使内膜修复，也可在上个月经周期的黄体晚期用黄体酮 20 mg/d，肌内注射，5 天后停药，促使内膜全部脱落

多囊卵巢综合征

临床表现

症状、体征：多在青春发育期后发病。多数为月经稀发，约 50% 患者有肥胖，大多为中心型肥胖，约70% 的患者上唇、乳晕、胸或腹部中线等处体毛增加且粗黑，常伴有油脂性皮肤和痤疮，外阴、腋下、颈后等处皮肤增厚、有褐色色素沉着

激素改变：高雄激素血症，黄体生成素（LH）高

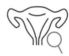

辅助检查：超声检查一侧或双侧卵巢体积增大，每侧卵巢内每个切面可见 10 个以上小卵泡

诊断要点

- 稀发排卵或无排卵
- 高雄激素血症的临床表现：多毛、痤疮、肥胖
- 超声提示卵巢体积超过 10 ml 和（或）同一个切面上直径 2 ~ 9 mm 的卵泡数达 12 个及以上

以上三项中具备两项即可诊断

"排除其他病因"为多囊卵巢综合征诊断标准之一

治疗方案及原则

- 抑制卵巢雄激素的生成，调整月经周期，预防子宫内膜增生

  （1）孕激素：月经周期后半期用醋酸甲羟孕酮 6 ～ 10 mg，每天 1 次，口服，共 10 ～ 12 天；或黄体酮 20 mg，每天 1 次，肌内注射，共 3 ～ 7 天

  （2）短效避孕药：以有抗雄激素作用的孕激素为首选，即炔雌醇环丙孕酮片（达英 35，每片含炔雌醇 35 μg，醋酸环丙孕酮 2 mg），也可用去氧孕烯炔雌醇片（妈富隆，每片含炔雌醇 30 μg，去氧孕烯 150 μg）等，应注意对肝脏及糖代谢的副作用

- 促进生育 (适用于需恢复排卵的不孕症者)

  枸橼酸氯米芬（氯米芬，CC）是一线促排卵药物

- 其他

  减轻体重：一般通过饮食控制、适当运动减轻体重

  保持心情愉快，减轻生活压力

更年期综合征

诊断要点

年龄在 45 岁以上

月经失调、性器官进行性萎缩及全身各系统的表现，如潮热、出汗、记忆力减退、睡眠差、骨质疏松、易激动、假性心绞痛、心慌、尿频、尿急等

根据症状排除其他系统疾病

治疗方案及原则

- 一般治疗
  普及卫生知识，提高女性对更年期综合征的认识，给予心理支持，以消除其顾虑，鼓励适度参加体育锻炼与文娱活动，调整心态

- 药物治疗
  使用一般药物如谷维素 20 mg，每天 3 次；补充钙剂；使用中药制剂（坤泰胶囊、佳蓉片等）

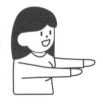

- 激素替代治疗（HRT）

（1）适应证：症状严重的患者；有泌尿生殖道萎缩相关问题；低骨密度及骨质疏松者

（2）禁忌证：乳腺癌、子宫内膜癌、黑色素瘤，原因不明的阴道出血，严重肝肾疾病，近 6 个月内患血栓栓塞性疾病、红斑狼疮、耳硬化、已知或可疑妊娠，以及有孕激素禁忌证，如脑膜瘤等

（3）慎用情况：子宫肌瘤、子宫内膜异位症、高血压、糖尿病、血栓栓塞史、胆囊疾病、偏头痛、癫痫、哮喘、垂体泌乳素瘤等，乳腺良性疾病、母系乳腺癌家族史

（4）方法：无子宫的女性可单用雌激素，有子宫的女性为防止子宫内膜增生，应加用孕激素，常用的雌、孕激素方案分为周期序贯方案（雌激素连服 21 ～ 25 天，月经周期末 10 ～ 14 天加用孕激素，然后停药等待撤退性出血，月经第 5 天起重复）及连续序贯方案（每天同用雌、孕激素，不间断或用 25 天后停用）两类

（5）常用制剂如下

①雌激素：口服制剂有结合雌激素片（倍美力）（0.3 ～ 0.625 mg）、戊酸雌二醇片（补佳乐、协坤）。经阴道用药有结合雌激素软膏（0.3 ～ 0.625 mg/d，即 0.5 ～ 1 g/d）、雌三醇乳膏（欧维婷，0.5 mg/d）。更宝芬（含普罗雌烯）栓剂主要用于治疗以泌尿生殖道萎缩症状（尿频、尿急等）为主的患者

②雌孕激素类：周期序贯方案如戊酸雌二醇片 / 雌二醇环丙孕酮片复合包装（克龄蒙，每片含戊酸雌二醇 2 mg），用 21 天，后 10 天增加醋酸环丙孕酮 1 mg/d

③7-甲基异炔诺酮（利维爱）：兼有雌、孕、雄三种激素活性，适用于绝经后女性，剂量为 1.25 ～ 2.5 mg/d，不必再加用孕激素

（6）启用时间及疗程：有上述适应证者应常规做必要的检查如检测血 FSH、E_2 浓度，盆腔及乳房超声等，明确体内雌激素水平低下，排除禁忌证，并向患者阐明利弊，征得知情同意后开始。如须长期用药，则在用药过程中应进行监测，每年至少全面检查及再行利弊权衡一次后决定是否继续应用，用药时间为绝经后 10 年内或者不超过 60 岁

子宫脱垂

概述

子宫从正常位置沿阴道下降，子宫颈外口达坐骨棘水平以下，甚至子宫全部脱出于阴道口外，称为子宫脱垂，常伴发阴道前、后壁膨出

临床表现

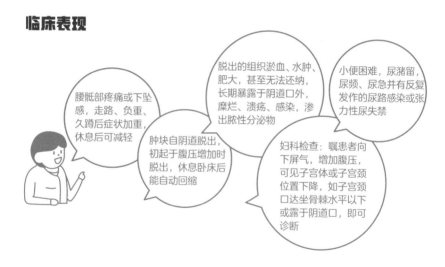

腰骶部疼痛或下坠感，走路、负重、久蹲后症状加重，休息后可减轻

肿块自阴道脱出，初起于腹压增加时脱出，休息卧床后能自动回缩

脱出的组织淤血、水肿、肥大，甚至无法还纳，长期暴露于阴道口外，糜烂、溃疡、感染，渗出脓性分泌物

小便困难，尿潴留，尿频、尿急并有反复发作的尿路感染或张力性尿失禁

妇科检查：嘱患者向下屏气，增加腹压，可见子宫体或子宫颈位置下降，如子宫颈口达坐骨棘水平以下或露于阴道口，即可诊断

治疗方案及原则

- 保守治疗（适用于 I 度、II 度子宫脱垂者；III 度子宫脱垂因年老体弱及其他疾病不能耐受手术者，也可给予保守治疗）

  （1）支持疗法：增强体质，加强营养，注意适当休息，保持大便通畅，避免重体力劳动及其他增加腹压的因素，治疗慢性咳嗽、腹泻、便秘等

  （2）子宫托：目前我国常用的子宫托由塑料制成，呈喇叭花形、环形、球形等，于每天早晨放入，晚上临睡前取出，清洗后备用

- 手术治疗

  经保守治疗无效，或 II 度、III 度子宫脱垂合并阴道壁膨出，有张力性尿失禁者应采取手术治疗

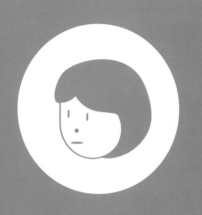

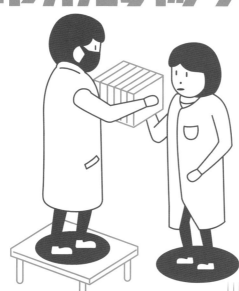

基层社区常用药物手册

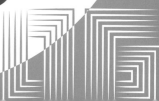

抗感染药
抗生素

1.青霉素类

青霉素V

【适应证】　　敏感菌所致的轻、中度感染

【用法和用量】　口服：每次40万～80万U，每6小时1次，疗程至退热后至少2日

阿莫西林

【适应证】　　敏感菌所致的呼吸道、尿路、胃肠道、皮肤及软组织感染等

【用法和用量】　成人每次0.5～1g，每日3～4次。小儿每日20～40mg/kg，分3～4次

阿莫西林钠克拉维酸钾

【适应证】　　敏感菌所致的下呼吸道、中耳、鼻窦、皮肤组织、尿路等部位感染。对肠杆菌属尿路感染也有效

【用法和用量】　一般感染，用2:1比例片。每次1片，每日3次。重症，用4:1比例片，每次1片，每日3～4次。静脉注射：用5:1注射剂，每次1.2g，每8小时1次，严重感染时可每6小时1次

2.头孢菌类

头孢氨苄

【适应证】 敏感菌所致的急性扁桃体炎、鼻窦炎、支气管炎、肺炎等呼吸道感染，以及尿路、皮肤软组织感染

【用法和用量】 口服；成人，每日 1 ~ 2 g，分 4 次，一日极量为 4 g；儿童，每日 25 ~ 50 mg/kg，分 4 次

头孢唑啉

【适应证】 敏感菌所致的呼吸道、尿路、皮肤软组织、骨关节、胆道感染及心内膜炎、败血症等

【用法和用量】 肌内或静脉注射：每次 0.5 ~ 1g，每日 3 ~ 4 次。儿童每日 20 ~ 40 mg/kg，分 3 ~ 4 次

头孢克肟

【适应证】 急性支气管炎、肺炎、慢性呼吸系统感染疾病的继发感染，膀胱炎、肾盂肾炎、淋球菌性尿道炎、胆囊炎、胆管炎、中耳炎、鼻旁窦炎、猩红热

【用法和用量】 每次 50 ~ 100 mg，每日 2 次。可根据患者年龄、体重、症状适当增减。重症患者可增至每次 200 mg，每日 2 次

头孢噻肟

【适应证】　敏感菌所致的下呼吸道、尿路、腹腔、皮肤软组织、生殖道、骨关节感染及脑膜炎、败血症等

【用法和用量】　静脉给药：成人，每日 2～6 g，分 2～3 次，一日极量为 12 g；12 岁以下儿童，每日 50～100 mg/kg

头孢他啶

【适应证】　敏感菌所致的下呼吸道、腹腔、胆道感染，复杂性尿路感染，严重皮肤软组织感染及败血症等

【用法和用量】　静脉给药：成人，每日 4～6 g，分 2～3 次；婴幼儿，每日 30～100 mg/kg，分 2～3 次

3.氨基糖苷类

庆大霉素

【适应证】　大肠杆菌、痢疾杆菌、肺炎克雷伯杆菌、变形杆菌、铜绿假单胞菌等革兰氏阴性菌所致的感染

【用法和用量】　肌内或静脉给药：每次 80 mg，每日 2～3 次。重症感染或全身感染，可每日 5 mg/kg。小儿每日 3～5 mg/kg，分 2～3 次。口服：每次 80～160 mg，每日 3～4 次，小儿每日 10～15 mg/kg，分 3～4 次

依替米星

【适应证】　　　敏感菌所致的呼吸道、肾脏、泌尿生殖系统、皮肤软组织感染

【用法和用量】　静脉滴注：每次 100 ~ 150 mg，每 12 小时 1 次；或每次 200 ~ 300 mg，每日 1 次。疗程为 5 ~ 10 日

4.大环内酯类

罗红霉素

【适应证】　　　敏感菌所致的咽炎及扁桃体炎、鼻窦炎、中耳炎、支气管炎、支原体肺炎、衣原体肺炎；沙眼衣原体引起的尿道炎和宫颈炎；敏感细菌引起的皮肤软组织感染

【用法和用量】　空腹口服：成人每次 0.15 g，每日 2 次。儿童每次 2.5 ~ 5 mg/kg，每日 2 次

阿奇霉素

【适应证】　　　敏感菌所致的呼吸道、皮肤和软组织感染

【用法和用量】　口服或静脉滴注：每日 1 次，成人 500 mg，儿童 10 mg/kg，连用 3 日

合成抗菌药

1.硝基呋喃类

呋喃妥因

【适应证】 敏感菌所致的急性单纯性下尿路感染及预防

【用法和用量】 口服：成人每次 50 ～ 100 mg，每日 3 ～ 4 次。儿童每日 5 ～ 7 mg/kg，分 4 次。疗程至少 1 周

2.喹诺酮类

左氧氟沙星

【适应证】 敏感革兰氏阴性菌和革兰氏阳性球菌引起的轻、中度呼吸系统、尿路、消化系统、皮肤软组织以及口腔科、耳鼻喉科、眼科、皮肤科等感染

【用法和用量】 口服给药：社区获得性肺炎 750 mg，每日 1 次，疗程为 5 日；非复杂性尿路感染 250 mg，每日 1 次，疗程为 3 日。静脉滴注：参见"口服给药"

诺氟沙星

【适应证】 敏感菌所致的尿路感染、淋病、前列腺炎、肠道感染和伤寒及其他沙门菌感染

【用法和用量】 口服：成人每次 400 mg，每日 2 次

3.硝咪唑类

甲硝唑

【适应证】　　　敏感菌所致的盆腔炎、败血症、牙周炎等,还可用于治疗贾第虫病、酒渣鼻等

【用法和用量】　口服:成人,每次 0.2 ～ 0.6 g,每日 3 次;儿童,每日 20 ～ 50 mg/kg,分 3 次。静脉滴注:厌氧菌感染,起始剂量为 15 mg/kg(70 kg 成人为 1 g),维持剂量为 7.5 mg/kg,每 6 ～ 8 小时 1 次

奥硝唑

【适应证】　　　敏感厌氧菌所致的多种感染,包括腹部感染、妇科感染、口腔感染、外科感染、脑部感染、严重全身感染等

【用法和用量】　口服:每次 0.5 ～ 1 g,每 12 小时 1 次。静脉滴注:起始剂量为 0.5 ～ 1 g,随后每 12 小时滴注 0.5 g

抗病毒药

奥司他韦

【适应证】　　　　用于治疗和预防甲型和乙型流感

【用法和用量】　　口服：于流感症状开始的第 1 日或第 2 日（理想状态为 36 小时内）开始用药，推荐剂量为每次 75 mg，每日 2 次，连用 5 日

阿昔洛韦

【适应证】　　　　单纯疱疹病毒感染及带状疱疹

【用法和用量】　　口服：每次 0.2 g，每日 5 次。静脉滴注：每次 5 mg/kg，每日 3 次。12 岁以下儿童每次 250 mg/m²，每日 3 次

利巴韦林

【适应证】　　　　病毒性上呼吸道感染、皮肤感染、角膜炎

【用法和用量】　　口服：每日 0.8 ～ 1 g，分 3 ～ 4 次。肌内或静脉给药：每日 10 ～ 20 mg/kg，分 2 次，静脉滴注宜缓慢

抗寄生虫药

阿苯达唑

【适应证】　　　　蛔虫病、蛲虫病

【用法和用量】　　口服：驱钩虫、蛔虫、蛲虫、鞭虫，0.4 g 顿服。2 周岁以上
　　　　　　　　　儿童单纯蛲虫病、单纯蛔虫病，0.2 g 顿服

解热镇痛抗炎药

双氯芬酸钠

【适应证】 缓解类风湿性关节炎、骨关节炎、脊柱关节病、痛风性关节炎、风湿性关节炎等各种关节炎的关节肿痛症状；治疗非关节性的各种软组织风湿性疼痛；急性的轻、中度疼痛；对成人和儿童的发热有解热作用

【用法和用量】 缓释片：每次 75 mg，每日 1 次；一日极量为 150 mg，分 2 次服用。肠溶片：起始剂量为每日 100～150 mg；轻度疼痛或需长期治疗的患者，每日 75～100 mg，分 2～3 次服用

对乙酰氨基酚

【适应证】 普通或流行性感冒引起的发热，轻、中度疼痛

【用法和用量】 口服或直肠给药：每次 0.3～0.6 g，每日 2～3 次，一日极量为 2 g；12 岁以下儿童每日 1.5 g/m²，分次服用

布洛芬

【适应证】 轻、中度疼痛，普通感冒或流行性感冒引起的发热

【用法和用量】 口服：成人每次 0.2～0.4 g，每日 3 次。儿童每次 5～10 mg/kg，每日 3 次

神经精神系统用药

吡拉西坦

【适应证】　急、慢性脑血管病，脑外伤、各种中毒性脑病等所致的记忆减退及轻、中度脑功能障碍，也可用于儿童智力发育迟缓

【用法和用量】　口服：每次 0.8 ~ 1.2 g，每日 2 ~ 3 次。儿童、老年人酌减。肌内注射：每次 1 g，每日 2 ~ 3 次。静脉注射：每次 4 ~ 6 g，每日 2 次。静脉滴注：每次 4 ~ 8 g，每日 1 次

加巴喷丁

【适应证】　用于伴或不伴继发全身性发作的癫痫部分性发作的辅助治疗。用于治疗带状疱疹后遗神经痛

【用法和用量】　可与其他抗癫痫药联用。第 1 日每次 300 mg，每日 1 次；第 2 日每次 300 mg，每日 2 次；第 3 日每次 300 mg，每日 3 次，之后维持此剂量

脑蛋白水解物

【适应证】　颅脑外伤、脑血管病后遗症等，可改善记忆减退、注意障碍等症状

【用法和用量】　口服给药。片剂：每次 28.8 ~ 57.6 mg(以总氮计)，每日 3 次。口服液：每次 50 ~ 100 mg，每日 3 次

地西泮

【适应证】 用于镇静催眠、抗焦虑、抗癫痫、抗惊厥

【用法和用量】 口服：每次 2.5 ～ 5 mg，每日 3 次。静脉注射：起始剂量为 10 mg，随后按需每 3 ～ 4 小时加量 5 ～ 10 mg。24 小时总量为 40 ～ 50 mg

艾司唑仑

【适应证】 用于各种类型的失眠、焦虑、紧张、恐惧及癫痫

【用法和用量】 口服给药。镇静、抗焦虑：每次 1 ～ 2 mg，每日 3 次。催眠：每次 1 ～ 2 mg，睡前服

激素类药

肾上腺皮质激素

倍他米松

【适应证】　过敏性与自身免疫性炎症性疾病。现多用于活动性风湿病、类风湿性关节炎、系统性红斑狼疮、严重支气管哮喘、严重皮炎、急性白血病等，亦用于某些感染的综合治疗

【用法和用量】　口服：起始剂量为每日 1 ～ 4 mg，分次给药；维持剂量为每日 0.5 ～ 1 mg。肌内注射：每日 2 ～ 20 mg，分次给药

泼尼松

【适应证】　结缔组织病、系统性红斑狼疮、支气管哮喘、皮肌炎、血管炎等过敏性疾病，急性白血病、恶性淋巴瘤

【用法和用量】　口服：每次 5 ～ 10 mg，每日 10 ～ 60 mg。必要时可酌量增减

地塞米松

【适应证】　过敏性与自身免疫性炎症性疾病

【用法和用量】　口服：每日 0.75 ～ 3 mg，每日 2 ～ 4 次。静脉注射或滴注（静脉滴注时应以 5% 葡萄糖注射液稀释）：每次 2 ～ 20 mg

性激素类药

黄体酮

【适应证】 习惯性流产、痛经、月经过多或闭经等

【用法和用量】 口服：每日 200 ~ 300 mg，分 1 次或 2 次服用（即早晨 100 mg、晚上睡前 100 mg 或 200 mg）。肌内注射：先兆流产者一般 10 ~ 20 mg，用至疼痛及出血停止；习惯性流产者，自妊娠开始，每次 10 ~ 20 mg，每周 2 ~ 3 次

甲状腺激素及抗甲状腺药

左甲状腺素钠

【适应证】 用于治疗非毒性的甲状腺肿（甲状腺功能正常），甲状腺肿切除术后预防甲状腺肿复发，甲状腺功能减退的替代治疗

【用法和用量】 甲状腺功能减退：起始剂量为每次 25 ~ 50 μg，每日 1 次。可每 2 ~ 4 周增加 25 ~ 50 μg，直至维持剂量。维持剂量为每次 100 ~ 200 μg，每日 1 次

代谢及内分泌系统用药

抗糖尿病药

二甲双胍

【适应证】　单纯饮食控制及运动疗法治疗无效的 2 型糖尿病

【用法和用量】　起始剂量为每次 0.25 g，每日 2 ～ 3 次，以后酌情调整，每日最大剂量不超过 2 g

阿卡波糖

【适应证】　配合饮食控制，用于治疗 2 型糖尿病或降低糖耐量减低者的餐后血糖

【用法和用量】　推荐起始剂量为每次 50 mg，每日 3 次，以后逐渐增加至每次 100 mg，每日 3 次。个别情况下可增加至每次 200 mg，每日 3 次，或遵医嘱

格列美脲

【适应证】　用于饮食控制、运动疗法及降低体重均不能充分控制血糖的 2 型糖尿病

【用法和用量】　起始剂量为每日 1 mg。必要时可每 1 ～ 2 周逐渐增加剂量。通常日剂量为 1 ～ 4 mg 时，血糖控制良好；仅少数患者日剂量需大于 6 mg

格列齐特

【适应证】 用于饮食控制、运动疗法及降低体重均不足以控制血糖的 2 型糖尿病

【用法和用量】 起始剂量为每次 40 ~ 80 mg，每日 1 ~ 2 次。以后根据血糖水平调整至每日 80 ~ 240 mg，分 2 ~ 3 次服用

西格列汀

【适应证】 配合饮食控制和运动疗法，用于改善 2 型糖尿病患者的血糖

【用法和用量】 单药治疗或与二甲双胍、磺酰脲类药（加用或不加用二甲双胍）或胰岛素（加用或不加用二甲双胍）联合治疗：每次 100 mg，每日 1 次

门冬胰岛素30注射液

【适应证】 糖尿病

【用法和用量】 从未使用过胰岛素的患者：在 2 型糖尿病患者中，本品的推荐起始剂量为早餐前 6 单位，晚餐前 6 单位。本品开始时也可每日一次给药，晚餐前 12 单位

门冬胰岛素注射液

【适应证】　　　糖尿病

【用法和用量】　剂量应个体化，通常为每日 0.5 ～ 1 U/kg。一般应与至少每日 1
　　　　　　　　次的中效胰岛素或长效胰岛素联用，50% ～ 70% 的胰岛素需求
　　　　　　　　量由本药提供，其他部分由中效胰岛素或长效胰岛素提供

影响脂代谢的药物

阿托伐他汀

【适应证】　经饮食控制和其他非药物治疗疗效不满意的原发性高胆固醇血症、混合性高脂血症

【用法和用量】　口服：每次 10 mg，每日 1 次。长期使用可维持疗效

瑞舒伐他汀

【适应证】　经饮食控制和其他非药物治疗疗效不满意的原发性高胆固醇血症、混合性高脂血症

【用法和用量】　起始剂量通常为每次 5 mg，每日 1 次。对于须更有效地降低低密度脂蛋白胆固醇 (LDL-C) 的患者，起始剂量可增至一次 10 mg，每日 1 次

依折麦布

【适应证】　单用或与他汀类药联合用于原发性高胆固醇血症，可降低总胆固醇 (TC)、低密度脂蛋白胆固醇 (LDL-C)、载脂蛋白 B(Apo B)

【用法和用量】　推荐剂量为每次 10 mg，每日 1 次，可单用或与他汀类药或非诺贝特联用

非诺贝特

【适应证】　　　　成人经饮食控制疗效不满意的高脂血症

【用法和用量】　　口服：每次 100 mg，每日 2 ～ 3 次

抗痛风药

苯溴马隆

【适应证】　原发性高尿酸血症、痛风性关节炎间歇期及痛风结节肿等

【用法和用量】　每次 50 mg，每日 1 次，1 周后检查血尿酸浓度；亦可于治疗初期每日 100 mg，待血尿酸浓度降至正常范围内时改为每日 50 mg

别嘌醇

【适应证】　原发性和继发性高尿酸血症

【用法和用量】　口服：成人起始剂量为每次 50 mg，每日 1 ～ 2 次，可逐渐增至每日 200 ～ 300 mg，分 3 次。一日极量为 600 mg

非布司他

【适应证】　用于痛风患者高尿酸血症的长期治疗

【用法和用量】　起始剂量为每次 20 mg，每日 1 次。可在 4 周后根据血尿酸值逐渐增量，每次增加 20 mg。一日极量为 80 mg

秋水仙碱

【适应证】　　　治疗及预防痛风性关节炎的急性发作

【用法和用量】　口服给药。急性期：成人每 1 ～ 2 小时服 0.5 ～ 1 mg，直至症状缓解，24 小时内不宜超过 6 mg，停服 72 小时后每日 0.5 ～ 1.5 mg，分次服用，共 7 日

呼吸系统用药
祛痰药

氨溴索

【适应证】 用于伴有痰液分泌不正常及排痰功能不良的急、慢性呼吸道疾病（如慢性支气管炎急性发作期、哮喘性支气管炎、支气管扩张及支气管哮喘）的祛痰治疗

【用法和用量】 口服：每次 30 mg，每日 3 次。静脉滴注：每次 30 mg，每日 2 次

溴己新

【适应证】 慢性支气管炎、哮喘、支气管扩张、硅肺等

【用法和用量】 口服：成人每次 8 ～ 16 mg。肌内注射：每次 4 ～ 8 mg，每日 2 次。静脉滴注：每日 4 ～ 8 mg

乙酰半胱氨酸

【适应证】 用于分泌大量黏稠痰液的慢性阻塞性肺疾病 (COPD)、慢性支气管炎、肺气肿等慢性呼吸系统感染的祛痰治疗

【用法和用量】 口服：每次 600 mg，每日 1 ～ 2 次。雾化吸入：吸入溶液每次 300 mg，每日 1 ～ 2 次，持续 5 ～ 10 日

镇咳药

右美沙芬

【适应证】 用于干咳，包括上呼吸道感染（如感冒、咽炎）、支气管炎等引起的咳嗽

【用法和用量】 每次 15 ~ 30 mg，每日 3 ~ 4 次

复方甘草片

【适应证】 用于止咳祛痰

【用法和用量】 口服：每次 3 ~ 4 片，每日 3 次

急支糖浆

【适应证】 清热化痰，宣肺止咳。用于外感风热所致的咳嗽，症见发热、恶寒、胸膈满闷、咳嗽咽痛

【用法和用量】 每日 3 ~ 4 次。成人每次 20 ~ 30 ml。儿童 1 岁以内每次 5 ml，1 ~ 3 岁每次 7 ml，4 ~ 7 岁每次 10 ml，7 岁以上每次 15 ml

平喘药

氨茶碱

【适应证】 支气管哮喘、慢性喘息性支气管炎、慢性阻塞性肺疾病等喘息症状；心功能不全和心源性哮喘

【用法和用量】 口服：成人每次 0.1 ~ 0.2 g，每日 0.3 ~ 0.6 g；一次极量为 0.5 g，一日极量为 1 g。肌内或静脉注射：成人每次 0.25 ~ 0.5 g，每日 0.5 ~ 1 g

特布他林

【适应证】 支气管哮喘、慢性喘息性支气管炎、阻塞性肺气肿和其他伴有支气管痉挛的肺部疾病

【用法和用量】 喷雾吸入。每次 0.25 ~ 0.5 mg（1 ~ 2 喷），每日 3 ~ 4 次，24 小时内不宜超过 24 喷（6 mg）

沙丁胺醇

【适应证】 预防和治疗支气管哮喘或喘息性支气管炎等伴有支气管痉挛（喘鸣）的呼吸道疾病

【用法和用量】 发作预兆时吸入。每次 100 ~ 200 μg（1 ~ 2 喷），每 4 ~ 8 小时一次，24 小时内不宜超过 8 喷

消化系统用药

助消化药

多酶片

【适应证】 消化不良、食欲不振

【用法和用量】 口服：每次 1 ～ 2 片，每日 3 次，餐前服

双歧三联活菌制剂

【适应证】 肠道菌群失调引起的急慢性腹泻、便秘

【用法和用量】 餐后口服：每次 420 ～ 630 mg，每日 2 ～ 3 次。小于 1 岁儿童，每次 105 mg；1 ～ 6 岁儿童，每次 210 mg；6 ～ 13 岁儿童，每次 210 ～ 420 mg。可取胶囊内药粉温水调服

健胃消食片

【适应证】 健胃消食。用于脾胃虚弱所致的食积，症见不思饮食、嗳腐酸臭、脘腹胀满；消化不良见上述症状者

【用法和用量】 口服：每次 3 片，每日 3 次

抗酸药

铝碳酸镁

【适应证】 急、慢性胃炎，也可用于胆汁反流性胃炎、反流性食管炎，胃、十二指肠溃疡等

【用法和用量】 口服：每次 0.5 ~ 1 g，每日 3 ~ 4 次

枸橼酸铋钾

【适应证】 慢性胃炎，也可用于缓解胃酸过多引起的胃痛、胃灼热感（胃灼热）和反酸

【用法和用量】 口服：每次 2 粒，每日 2 次，早餐前半小时与睡前用温水送服，疗程 4 ~ 8 周

碳酸氢钠

【适应证】 作为制酸药，用于治疗胃酸过多引起的症状

【用法和用量】 口服：每次 1 ~ 2 片，每日 3 次

抑制胃酸分泌

奥美拉唑

【适应证】 胃溃疡、十二指肠溃疡、应激性溃疡、反流性食管炎和佐林格－埃利森综合征（胃泌素瘤）

【用法和用量】 口服或静脉给药。治疗十二指肠溃疡，每日 1 次，每次 20 mg。治疗反流性食管炎，每日 20 ～ 60 mg

泮托拉唑

【适应证】 十二指肠溃疡、胃溃疡、反流性食管炎、佐林格–埃利森综合征（胃泌素瘤）

【用法和用量】 口服或静脉给药。每次 40 mg，每日 1 次

胃肠解痉及胃动力药

硫酸阿托品

【适应证】 用于抢救感染中毒性休克患者。治疗有机磷农药中毒，缓解内脏绞痛。作为眼科用药，用于角膜炎、虹膜睫状体炎

【用法和用量】 感染中毒性休克：成人每次 1～2 mg，小儿每次 0.03～0.05 mg/kg，静脉注射，每 15～30 分钟 1 次。
缓解内脏绞痛：每次皮下注射 0.5 mg

氢溴酸山莨菪碱

【适应证】 中毒性休克、血管性疾病、各种神经痛、平滑肌痉挛、眩晕病、眼底疾病、突发性耳聋

【用法和用量】 肌内或静脉注射：成人一般每次 5～10 mg，每日 1～2 次或据病情决定。口服：每日 3 次，每次 5～10 mg

盐酸甲氧氯普胺

【适应证】 镇吐药。主要用于各种病因所致恶心、呕吐、嗳气、消化不良、胃部胀满、胃酸过多等症状的对症治疗

【用法和用量】 餐前半小时口服：每次 5～10 mg，每日 3 次。肌内注射：每次 10～20 mg，每日不超过 0.5 mg/kg

泻药

聚乙二醇4000

【适应证】　　　　便秘

【用法和用量】　　口服：每次 10 g，每日 1 ~ 2 次；或每次 20 g，每日 1 次

开塞露

【适应证】　　　　便秘

【用法和用量】　　挤入直肠内，成人每次 1 支，儿童减半

止泻药

蒙脱石

【适应证】　急、慢性腹泻，特别是儿童急性腹泻。也用于食管炎及与胃、十二指肠、结肠疾病有关的疼痛的对症治疗

【用法和用量】　温水送服，成人每次 1 袋，每日 3 次。食管炎患者宜于餐后服用，其他患者于餐前服用

循环系统用药

抗休克用血管活性药

去甲肾上腺素

【适应证】 用于各种休克（出血性休克禁用），以升高血压

【用法和用量】 静脉滴注：4～10μg/min，根据病情调整用量

肾上腺素

【适应证】 用于抢救过敏性休克、心搏骤停、支气管哮喘急性发作者。与局麻药合用可延长其药效

【用法和用量】 常用量：皮下注射，每次0.25～1mg；心室内注射，每次0.25～1mg。皮下注射每次极量为1mg

异丙肾上腺素

【适应证】 支气管哮喘、心搏骤停、房室传导阻滞、心源性休克和感染性休克

【用法和用量】 支气管哮喘：气雾吸入，常用量，每次0.1～0.4mg；一次极量为0.4mg，一日极量为2.4mg。重复使用的时间间隔应不少于2小时。心搏骤停：心腔内注射，每次0.5～1mg

抗心绞痛药

硝酸甘油

【适应证】 用于防治心绞痛

【用法和用量】 静脉滴注：起始以 5 ~ 10 μg/min 的滴速静脉滴注，酌情每 5 ~ 10 分钟增加 5 ~ 10 μg，直至症状控制。急性心绞痛：舌下含服，每次 0.6 mg，每 3 ~ 4 小时 1 次

硝苯地平

【适应证】 预防和治疗冠心病、心绞痛、各种类型的高血压、顽固性充血性心力衰竭

【用法和用量】 口服：每次 5 ~ 10 mg，每日 15 ~ 30 mg。急用时可舌下含服。对慢性心力衰竭，每 6 小时 20 mg

离子通道阻滞剂

尼群地平

【适应证】　　冠心病及高血压，也可用于充血性心力衰竭

【用法和用量】　口服：每次 10 mg，每日 30 mg

尼莫地平

【适应证】　　脑血管疾病，如脑血管灌注不足、脑血管痉挛、蛛网膜下腔出血、脑卒中和偏头痛等

【用法和用量】　口服：每日 40 ~ 60 mg，分 2 ~ 3 次服

氟桂利嗪

【适应证】　　脑动脉缺血性疾病、前庭刺激或脑缺血引起的耳鸣、眩晕，也可用于血管性偏头痛的防治及癫痫的辅助治疗

【用法和用量】　口服给药。脑动脉硬化、脑梗死恢复期：每日 5 ~ 10 mg，每日 1 次，睡前服用。中枢性和外周性眩晕者、椎动脉供血不足者：每日 10 ~ 30 mg

川芎嗪

【适应证】 脑供血不足、脑栓塞、脉管炎、冠心病、心绞痛、突发性耳聋等

【用法和用量】 口服：每次 0.1 g，每日 3 次，30 天为 1 个疗程。静脉滴注：每日 50 ～ 100 mg，15 天为 1 个疗程

降压药

氨氯地平

【适应证】 用于高血压，可单用或与抗高血压药联用。用于慢性稳定型心绞痛的对症治疗，可单用或与抗心绞痛药联用

【用法和用量】 起始剂量为每次 5 mg，每日 1 次。最大剂量为每次 10 mg，每日 1 次

美托洛尔

【适应证】 高血压、心肌梗死、心绞痛、肥厚型心肌病、主动脉夹层、心律失常、甲状腺功能亢进、心脏神经症、心力衰竭

【用法和用量】 片剂：每日 100 ~ 200 mg，分 1 ~ 2 次服用。缓释片：以酒石酸美托洛尔计，每次 50 ~ 100 mg，每日 1 次

厄贝沙坦

【适应证】 原发性高血压、伴高血压的 2 型糖尿病肾病

【用法和用量】 推荐起始剂量和维持剂量为每次 150 mg，每日 1 次。如血压不能有效控制，可增至每次 300 mg，每日 1 次或与其他降压药联用

卡托普利

【适应证】 各型高血压，也用于急、慢性充血性心力衰竭

【用法和用量】 口服：每次 25 ~ 50 mg，每日 3 次。一日极量为 450 mg。儿童每日 1 mg/kg，最大 6 mg/kg，分 3 次服

泌尿系统用药

利尿药

螺内酯

【适应证】 用于水肿性疾病，可与其他利尿药合用。也可作为高血压的辅助治疗药物，还可用于原发性醛固酮增多症的诊断和治疗

【用法和用量】 每日 40 ~ 120 mg，分次服用，至少连服 5 日，以后酌情调整。不宜与血管紧张素转换酶抑制剂合用

呋塞米（速尿）

【适应证】 水肿性疾病、高血压、高钾血症及高钙血症、稀释性低钠血症、急性药物毒物中毒、预防急性肾衰竭

【用法和用量】 口服：每次 20 ~ 40 mg，每日 1 ~ 2 次，一日极量为 0.6 g。肌内或静脉注射：每次 20 ~ 40 mg，隔日 1 次

脱水剂

甘露醇

【适应证】	用于各种原因引起的脑水肿。可降低眼内压，作为渗透性利尿药、冲洗剂，还可用于术前肠道准备
【用法和用量】	利尿。常用量为 1 ~ 2 g/kg，一般用 20% 溶液 250 ml 静脉滴注，调整剂量使尿量维持在每小时 30 ~ 50 ml

血液系统用药

止血药

酚磺乙胺

【适应证】 预防和治疗外科手术出血过多，血小板减少性紫癜或过敏性紫癜以及其他原因引起的出血

【用法和用量】 口服：成人每次 0.5 ~ 1 g，每日 3 次。肌内或静脉注射：每次 0.25 ~ 0.5 g，每日 2 ~ 3 次

抗凝血药

华法林

【适应证】　　防治血栓栓塞性疾病。可作为心肌梗死的辅助用药

【用法和用量】　口服：第一日 0.5 ~ 20 mg，维持剂量为每日 2.5 ~ 7.5 mg

抗贫血药

硫酸亚铁

【适应证】 用于各种原因引起的慢性失血，营养不良、妊娠、儿童发育期等引起的缺铁性贫血

【用法和用量】 口服：每次 0.3 g，每日 3 次，饭后服

升白细胞药

肌苷

【适应证】 用于白细胞减少、血小板减少。用于急性肝炎和慢性肝炎、肝硬化、肝性脑病

【用法和用量】 口服：每次 200 ~ 600 mg，每日 3 次。静脉注射或静脉滴注：每次 200 ~ 600 mg，每日 1 ~ 2 次

鲨肝醇片

【适应证】 用于各种原因引起的白细胞减少症

【用法和用量】 口服：每日 50 ~ 150 mg，分 3 次

抗血小板药

阿司匹林

【适应证】 用于抑制血小板聚集，解热镇痛

【用法和用量】 口服给药。片剂：每日 50 ～ 150 mg，分 1 ～ 2 次服用。肠溶片：用于降低急性心肌梗死疑似患者的发病风险，推荐剂量为首剂 300 mg，肠溶片可嚼服以加快吸收，随后每日 100 ～ 200 mg

抗变态反应及调节免疫药

氯苯那敏

【适应证】 过敏性鼻炎、感冒、鼻窦炎，以及过敏性皮肤疾病如荨麻疹、过敏性药疹或湿疹、血管神经性水肿等

【用法和用量】 口服：成人每次 4 mg，每日 3 次。肌内注射：每次 5 ~ 20 mg

氯雷他定

【适应证】 用于缓解慢性荨麻疹、瘙痒性皮肤病及其他过敏性皮肤病的症状及体征

【用法和用量】 口服：每次 10 mg，每日 1 次

左西替利嗪

【适应证】 荨麻疹、过敏性鼻炎、湿疹、皮炎、皮肤瘙痒等

【用法和用量】 口服：每次 5 mg，每日 1 次

解毒药

阿托品

【适应证】	有机磷类与氨基甲酸酯类农药中毒，胃肠型毒蕈中毒，中药乌头中毒，锑剂中毒
【用法和用量】	静脉注射或静脉滴注。治疗成人有机磷中毒的首次剂量：轻度中毒，2～4 mg；中度中毒，4～10 mg；重度中毒，10～20 mg。重复用药剂量减半，达阿托品化后减量

营养及调节水、电解质及酸碱平衡药

葡萄糖

【适应证】 补充能量和体液。用于低血糖症、高钾血症。高渗液作为组织脱水剂，可用于脑水肿、肺水肿及降低眼内压

【用法和用量】 低血糖症：口服，严重者用 50% 溶液 20 ～ 40 ml 静脉注射
饥饿性酮症：口服，严重者用 5% ～ 25% 溶液静脉滴注

氯化钠

【适应证】 各种原因所致的失水；高渗性非酮症糖尿病昏迷；低氯性代谢性碱中毒；外用冲洗眼部、洗涤伤口等

【用法和用量】 口服用于轻度急性胃肠炎患者恶心呕吐。静脉注射用于失水，用量酌情而定。用于低氯性碱中毒，剂量根据中毒情况决定。夏季开瓶 24 小时后，不宜再继续使用

复方氯化钠

【适应证】 低渗性失水、等渗性失水和高渗性失水；高渗性非酮症糖尿病昏迷；低氯性代谢性碱中毒

【用法和用量】 静脉滴注 500 ～ 1000 ml，具体剂量视病情而定

氯化钾

【适应证】　　　用于低钾血症的防治，强心苷中毒引起的阵发性心动过速或频发室性期前收缩

【用法和用量】　补充钾盐大多采用口服，每次 1 g，每日 3 次。口服不易吸收时可采用静脉滴注，每次 10% ～ 15% 溶液 10 ml

碳酸氢钠

【适应证】　　　代谢性酸中毒，治疗胃酸过多引起的症状

【用法和用量】　静脉滴注：用量根据血气分析结果调整。口服：每次 0.25 ～ 2 g，每日 3 次

口服补液盐

【适应证】　　　补充水、钠和钾丢失的失水。治疗急性腹泻

【用法和用量】　每份加水 500 ml 溶解，4 小时内饮完

门冬氨酸钾镁

【适应证】 用于低钾血症、低钾及洋地黄中毒引起的心律失常、病毒性肝炎、肝硬化和肝性脑病的治疗

【用法和用量】 口服：每次 1 ～ 2 片，每日 3 次。静脉滴注：心律失常、心肌梗死，每次 10 ～ 20 ml，缓慢滴注

浓氯化钠

【适应证】 各种原因所致的水中毒及严重的低钠血症

【用法和用量】 补钠量（mmol）=[142－实际血钠浓度（mmol/L）]× 体重（kg）× 0.2。待血钠浓度回升至 120 ～ 125 mmol/L 及以上，可改用等渗溶液

复方氨基酸

【适应证】 用于营养不良，分解代谢旺盛疾病的营养支持，蛋白质消耗或丢失过多或合成障碍引起的低蛋白血症

【用法和用量】 静脉滴注：每次 250 ～ 500 ml，每日 1 ～ 4 次，滴速为 40 ～ 50 滴 / 分

麻醉用药

利多卡因

【适应证】　主要用于阻滞麻醉及硬膜外麻醉，也用于室性心律失常，如室性心动过速及室性早搏等

【用法和用量】　阻滞麻醉用 1%～2% 溶液，每次不超过 0.4 g。表面麻醉用 2%～4% 溶液，每次不超过 100 mg

丙泊酚

【适应证】　用于全麻的诱导和维持。用于外科手术及诊断时清醒镇静、重症监护患者辅助通气治疗时镇静。用于无痛人工流产手术时麻醉

【用法和用量】　全麻诱导：根据患者反应进行滴注（每 10 秒 20～40 mg)，直至麻醉起效，通常为 1.5～2.5 mg/kg。全麻维持：持续静脉滴注，通常为 4～12 mg/(kg·h)

皮肤及皮下用药

莫匹罗星软膏

【适应证】 革兰氏阳性球菌引起的皮肤感染，如脓疱病，疖肿、毛囊炎等原发性皮肤感染及湿疹合并感染，不超过 10 cm×10 cm 面积的浅表性创伤合并感染等继发性皮肤感染

【用法和用量】 本品应外用，局部涂于患处。必要时，患处可用敷料包扎或敷盖，每日 3 次，5 日为 1 个疗程，必要时可重复 1 个疗程

鱼石脂软膏

【适应证】 疖肿、牛皮癣、湿疹、宫颈炎、阴道炎、淋巴结炎、血栓性静脉炎、慢性溃疡、慢性皮炎、外耳道炎

【用法和用量】 外用：每日 2 次，涂于患处

炉甘石洗剂

【适应证】　　　　急性瘙痒性皮肤病，如荨麻疹和痱子

【用法和用量】　　用时摇匀，涂于患处，每日 2 ~ 3 次

康复新液

【适应证】　　　　内服用于瘀血阻滞，胃痛出血。外用于金疮、外伤、溃疡、瘘管、烧伤、烫伤、褥疮之创面

【用法和用量】　　口服：每次 10 ml，每日 3 次，或遵医嘱。外用：用医用纱布浸透药液后敷患处

季德胜蛇药片

【适应证】　　　　清热解毒，消肿止痛。用于毒蛇、毒虫咬伤

【用法和用量】　　口服：首剂 20 片，以后每 6 小时续服 10 片，危重症者将剂量增加 10 ~ 20 片并适当缩短服药间隔时间。鼻饲：不能口服者可鼻饲给药。外用：将片剂溶于水外搽

眼科用药

妥布霉素地塞米松滴眼液

【适应证】　用于眼睑、球结膜、角膜、眼球前段组织及感染性结膜炎等炎症性疾病

【用法和用量】　滴入结膜囊内，每次 1 ~ 2 滴，每 4 ~ 6 小时 1 次，最初 1 ~ 2 日可增至每 2 小时 1 次

左氧氟沙星滴眼液

【适应证】　敏感菌引起的眼睑炎、睑腺炎、泪囊炎、结膜炎、角膜炎、角膜溃疡，还可用于预防眼科围手术期感染

【用法和用量】　0.3% 的浓度：每次 1 ~ 2 滴，每日 3 ~ 5 次，细菌性结膜炎疗程为 7 日，细菌性角膜炎疗程为 9 ~ 14 日

玻璃酸钠滴眼液

【适应证】　干眼症。用于干燥综合征、Stevens-Johnson 综合征（史-约综合征）等内因性疾病及外因（如手术、药物、外伤、佩戴角膜接触镜）所致的角结膜上皮损伤

【用法和用量】　干眼症：经眼给药，1% 滴眼液，每次 1 滴，每日 3 次，必要时可增加使用频率。角结膜上皮损伤：经眼给药，1%、3% 滴眼液，每次 1 滴，每日 5 ~ 6 次，可根据症状适当增减

耳鼻喉及口腔科用药

氧氟沙星滴耳液

【适应证】　　　　敏感菌引起的中耳炎、外耳道炎、鼓膜炎

【用法和用量】　　滴耳：成人每次 6 ~ 10 滴，每日 2 ~ 3 次

丁硼乳膏

【适应证】　　　　牙龈炎、牙周炎、牙龈红肿、口腔炎等

【用法和用量】　　口腔给药：将乳膏涂抹于患处，每次 1 g，每日 3 ~ 4 次，在患处停留 3 ~ 5 分钟后用清水漱口洗去。亦可将乳膏挤于牙刷上刷牙。睡前使用效果较好

复方氯己定含漱液

【适应证】　　　　牙龈炎、口腔溃疡、咽炎等口腔疾病

【用法和用量】　　饭后含漱：成人每次 10 ml，儿童每次 5 ml，每次含漱 2 ~ 5 分钟

西地碘含片

【适应证】　　　慢性咽喉炎、口腔溃疡、牙龈炎、牙周炎

【用法和用量】　　口含：成人每次 1 片，每日 3 ~ 5 次

妇产科用药

硝呋太尔制霉菌素阴道软胶囊

【适应证】 细菌性阴道病、滴虫性阴道炎、外阴阴道假丝酵母菌病（念珠菌性阴道炎）、混合性阴道炎

【用法和用量】 阴道给药：每日1次，于晚上临睡前清洗外阴后，将本品1粒放入阴道深处，连用6日为1个疗程

硝酸咪康唑阴道软胶囊

【适应证】 局部治疗外阴阴道假丝酵母菌病（念珠菌性阴道炎）和革兰氏阳性细菌引起的双重感染

【用法和用量】 阴道给药：洗净后将软胶囊置于阴道深处。每晚1次，每次1粒，连用3日为1个疗程。即使症状迅速消失，也要完成治疗疗程，在月经期应持续使用

阿娜尔妇洁液

【适应证】 清热燥湿，止痒。用于各种外阴炎、细菌性阴道病、霉菌性阴道炎、滴虫性阴道炎所致女性阴部瘙痒、红肿，白带过多

【用法和用量】 外用：用10%稀释溶液擦洗，重症加大浓度；用牛尾线消毒棉球蘸取适量浓溶液置于阴道中治疗阴道炎。每日2次

益母草颗粒

【适应证】　　　　活血调经。用于血瘀所致的月经不调，症见经水量少

【用法和用量】　　开水冲服：每次 1 袋，每日 2 次

儿科用药

小儿氨酚黄那敏颗粒

【适应证】 缓解儿童普通感冒及流行性感冒引起的发热、头痛、四肢酸痛、打喷嚏、流鼻涕、鼻塞、咽痛等症状

【用法和用量】 温开水冲服，12岁以下儿童用量如下：1～3岁（10～15 kg）每次 0.5～1 袋，每日 3 次；4～6岁（16～21 kg）每次 1～1.5 袋，每日 3 次；7～9岁（22～27 kg）每次 1.5～2 袋，每日 3 次；10～12岁（28～32 kg）每次 2～2.5 袋，每日 3 次

对乙酰氨基酚口服溶液

【适应证】 普通感冒或流行性感冒所致发热，缓解轻中度疼痛，如关节痛、偏头痛、头痛、牙痛、神经痛等

【用法和用量】 口服。成人每次 15～25 ml，若持续发热或疼痛，可间隔 4～6 小时重复用药 1 次，每日不超过 80 ml
12岁以下儿童用量如下：1～3岁（10～15 kg）每次 5～8 ml；4～6岁（16～21 kg）每次 8～10 ml；7～9岁（22～27 kg）每次 10～12 ml；10～12岁（28～32 kg）每次 12～15 ml。若持续发热或疼痛，可间隔 4～6 小时重复用药 1 次，24 小时不超过 4 次

小儿咳喘灵颗粒

【适应证】 宣肺，清热，止咳，祛痰。用于上呼吸道感染引起的咳嗽

【用法和用量】 开水冲服。2岁以内每次1 g，3～4岁每次1.5 g，5～7岁每次2 g，每日3～4次

小儿咽扁颗粒

【适应证】 清热利咽，解毒止痛。用于小儿肺卫热盛所致的喉痹、乳蛾，症见咽喉肿痛、咳嗽痰盛、口舌糜烂；急性咽炎、急性扁桃体炎见上述证候者

【用法和用量】 开水冲服。1～2岁每次4 g，每日2次；3～5岁每次4 g，每日3次；6～14岁每次8 g，每日2～3次

小儿宝泰康颗粒

【适应证】 解表清热，止咳化痰。用于小儿风热外感，症见发热、流涕、咳嗽、脉浮

【用法和用量】 温开水冲服。1岁以下每次2.6 g、1～3岁每次4 g、4～12岁每次8 g，每日3次

小儿热速清颗粒

【适应证】 用于小儿外感风热所致的感冒，症见发热、头痛、咽喉肿痛、鼻塞流涕、咳嗽、大便干结

【用法和用量】 1岁以内每次0.25～0.5袋、1～3岁每次0.5～1袋、4～7岁每次1～1.5袋、8～12岁每次1.5～2袋，每日3～4次

小儿肺咳颗粒

【适应证】 用于肺脾不足，痰湿内蕴所致咳嗽或痰多稠黄，咳吐不爽，气短，喘促，动辄汗出，食少纳呆，周身乏力，舌红苔厚；小儿支气管炎见上述证候者

【用法和用量】 开水冲服。1岁以下每次2g、1～4岁每次3g、5～8岁每次6g，每日3次

中成药

一清颗粒

【适应证】 用于火毒血热所致的身热烦躁、目赤口疮、咽喉牙龈肿痛、大便秘结；咽炎，扁桃体炎，牙龈炎见上述证候者

【用法和用量】 开水冲服。每次1袋，每日3～4次

七叶神安片

【适应证】 用于心气不足、心血瘀阻所致的心悸、失眠、胸痛、胸闷

【用法和用量】 口服。每次50～100 mg，每日3次

六味地黄丸

【适应证】 用于肾阴亏损，头晕耳鸣，腰膝酸软，骨蒸潮热，盗汗遗精，消渴

【用法和用量】 ①浓缩丸：口服，每次8丸，每日3次
②大蜜丸：口服，每次1丸，每日2次
③水蜜丸：口服，每次6 g，每日2次
④小蜜丸：口服，每次9 g，每日2次
⑤水丸：口服，每次5 g，每日2次

前列舒通胶囊

【适应证】 用于慢性前列腺炎，前列腺增生属湿热瘀阻证，症见尿频、尿急、尿淋漓，会阴、下腹或腰骶部坠胀或疼痛，阴囊潮湿等

【用法和用量】 口服。每次 3 粒，每日 3 次

安神补脑液

【适应证】 用于肾精不足、气血两亏所致的头晕、乏力、健忘、失眠；神经衰弱症见上述证候者

【用法和用量】 口服。每次 10 ml，每日 2 次

橘红颗粒

【适应证】 用于痰热咳嗽，痰多，色黄黏稠，胸闷口干

【用法和用量】 开水冲服。每次 1 袋，每日 2 次

气滞胃痛颗粒

【适应证】　　　　用于肝郁气滞，胸痞胀满，胃脘疼痛

【用法和用量】　　开水冲服。每次 1 袋，每日 3 次

活血止痛胶囊

【适应证】　　　　用于跌打损伤，瘀血肿痛

【用法和用量】　　温黄酒或温开水送服。规格为每粒装 0.25 g 或 0.5 g：每次 1.5
g，每日 2 次。规格为每粒装 0.37 g：每次 4 粒，每日 2 次

清宣止咳颗粒

【适应证】　　　　用于小儿外感风热咳嗽，症见咳嗽，咳痰，发热或鼻塞，流涕，微
恶风寒，咽红或痛

【用法和用量】　　开水冲服。1 ~ 3 岁每次 0.5 袋、4 ~ 6 岁每次 0.75 袋、7 ~ 14
岁每次 1 袋，每日 3 次

清开灵颗粒

【适应证】 用于外感风热时毒、火毒内盛所致发热、烦躁不安、咽喉肿痛、舌质红绛、苔黄、脉数者；上呼吸道感染、病毒性感冒、急性咽炎、急性气管炎等病症属上述证候者

【用法和用量】 口服。每次 1～2 袋，每日 2～3 次，儿童酌减

清热散结片

【适应证】 消炎解毒，散结止痛

【用法和用量】 口服。每次 5～8 片，每日 3 次

参考文献

[1] 林继超.第二讲 社区常见症状诊断、鉴别诊断与处置 [J]. 中国乡村医药，2004，11（1）:64-67.

[2] 葛均波，徐永健.内科学 [M].8 版.北京：人民卫生出版社,2013.

[3] 约翰·莫塔，吉尔·罗森布拉特，贾斯汀·科尔曼，等.莫塔全科医学 [M].8 版.梁万年，祝墡珠，杜雪平，等，译.北京：人民卫生出版社,2023.

[4] 王静，任菁菁.全科医学导入式诊疗思维 [M]. 北京：人民卫生出版社,2018.

[5] 马超，安志杰，曾玫，等.《国家免疫规划疫苗儿童免疫程序及说明 (2021 年版)》要点解析 [J]. 中国疫苗和免疫，2021，27（3）：235-241.

[6] 庞星火，卢莉.北京市预防接种工作技术规范 [M].北京：科学出版社,2019.

[7] 《中国国家处方集》编委会.中国国家处方集 [M].2 版.北京：科学出版社,2020.

[8] 国家药典委员会.中华人民共和国药典临床用药须知：2020 年版.中药成

方制剂卷 [M]. 北京：中国医药科技出版社，2022.

[9]　陈新谦，金有豫，汤光. 陈新谦新编药物学 [M].18 版. 北京：人民卫生出版社，
2018.

[10]　谢幸，苟文丽. 妇产科学 [M].8 版. 北京：人民卫生出版社，2013.

[11]　王启才. 针灸治疗学 [M]. 北京：中国中医药出版社，2003.

附录
华中科技大学医院简介

　　华中科技大学坐落于湖北省武汉市美丽的喻家山下，是国家"211 工程"重点建设和"985 工程"建设高校之一，被誉为"森林式大学"。

　　华中科技大学医院（洪山区关山街华中科技大学社区卫生服务中心）是学校直属二级单位，是华中科技大学同济医学院附属协和医院托管单位，是华中科技大学同济医学院附属协和医院、华中科技大学同济医学院附属同济医院、华中科技大学同济医学院附属同济医院光谷院区、华中科技大学同济医学院附属梨园医院、武汉市第三医院、湖北省中医院医疗联合体单位，医疗业务使用面积 11000 余平方米。华中科技大学医院于 1953 年建院，1997 年被评为武汉市二级乙等医院，2010 年被评为武汉市二级优秀医院。华中科技大学医院于 2003 年竞标为洪山区关山街第二社区卫生服务中心，2010 年更名为洪山区关山街华中科技大学社区卫生服务中心，2011 年被评为湖北省示范社区卫生服务中心，

2017 年被评为"全国百强社区卫生服务中心"，2018 年被评为"全国优质服务示范社区卫生服务中心"，2019 年度被评为"优质服务基层行"能力提升亮点机构。担负着 10 万多名师生员工和社区居民的基本医疗、公共卫生及健康管理服务任务。

医院现有职工 260 余人，开放床位 100 张，一级诊疗科目 12 个，二级诊疗科目 23 个，职能部门 13 个，省（区、市）重点专科 3 个。年门诊量 36 万余人次。拥有 X 线计算机体层摄影设备（CT）、数字 X 线摄影系统（DR）、彩色多普勒超声诊断仪、多功能麻醉机等总价值 9000 余万元的先进仪器和设备，能开展腹腔镜胆囊切除术、腹股沟疝补片修补术、甲状腺全部切除术等各类手术以及各种常见病、多发病的诊治。